Birgit Oehmig

Die Mühle im Kopf

Hinweis

Dieses Buch ist ein Ratgeber zum Thema Depression und geschrieben aus der Sicht einer Betroffenen.

Es ist gedacht für von dieser Krankheit betroffene Menschen, ihren Angehörigen und jeden, an diesem Thema Interessierten.

Es ist keine Anleitung zur Selbstmedikation und Selbstbehandlung und es will Ihnen auch keine Therapie verkaufen.

Es will aufklären, kann aber eine gründliche und umfassende ärztliche und psychotherapeutische Beratung, Betreuung und Behandlung unter keinen Umständen ersetzen.

Die Mühle im Kopf

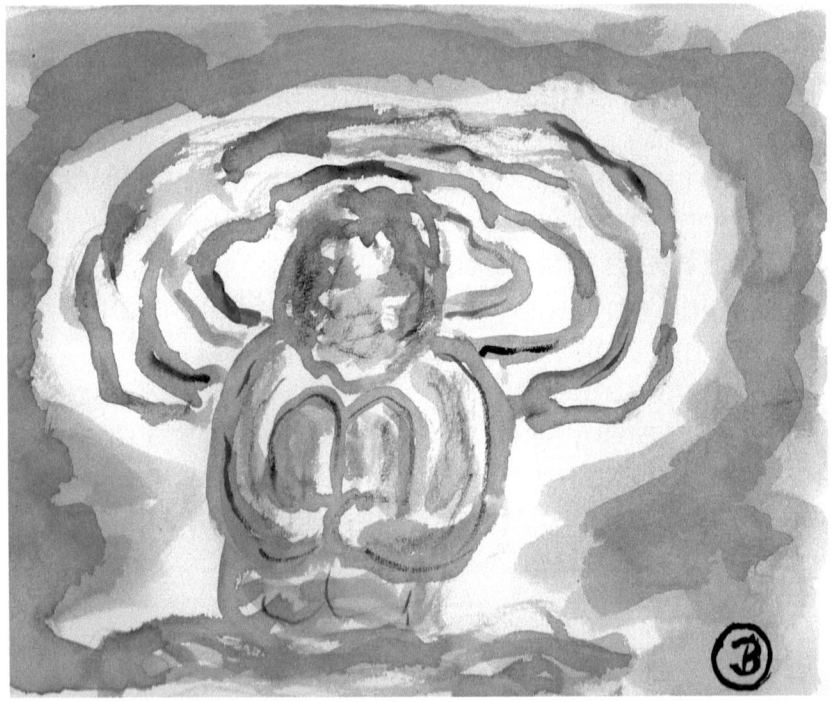

Die Deutsche Nationalbibliothek verzeichnet diese Publikation in der Deutschen Nationalbibliografie; detaillierte bibliografische Daten sind im Internet über dnb.d-nb.de abrufbar.

ISBN: 978-3-8423-7659-5

Herstellung und Verlag: Books on Demand GmbH, Norderstedt

Ein Vorwort

Viele Menschen leiden an Depressionen. Und noch viel mehr Menschen haben Kontakt zu Menschen die an Depressionen leiden oder sind direkte Angehörige von an Depressionen erkrankten Menschen.

Leider ist es auch heute immer noch mit Risiken für Karriere und Ansehen verbunden, sich als depressiv Erkrankter zu outen.

In diesem Buch möchte ich ein wenig zur Aufklärung über diese Krankheit beitragen und den Betroffenen sowie ihren Angehörigen eine kleine Hilfe in die Hand geben.

In dieses Buch sind viele eigene Erfahrungen, welche ich als Betroffene gemacht habe, mit eingeflossen.

Mein Wunsch ist, dass diese Erkrankung genauso ernst betrachtet wird wie andere schwere Erkrankungen auch.

Und ich wünsche mir, das sich niemand mehr hinter einer Maske verstecken muss, um seine Karriere nicht aufs Spiel zu setzen.

Erkrankte sollten keine Angst mehr haben, zum Arzt zu gehen und sich behandeln zu lassen.

Ich hoffe, dass ich mit diesem kleinen Buch dafür einen Beitrag leisten kann.

Ein großes Dankeschön gilt meinem Mann, der mich bei diesem Projekt als Lektor tatkräftig unterstützt hat.

1   Die Mühle im Kopf

Wie bringe ich mich um - was habe ich getan - was denken die von mir - wie bringe ich mich um - was passiert nach meinem Tod - was muss ich noch regeln - wie bringe ich mich um - was denken die von mir - was muss ich noch regeln - wie bringe ich mich um - warum passiert mir das - was mache ich nur - wie bringe ich mich um ......?

Diese Gedanken, immer und immer wieder, über Stunden, Tage, Wochen.
Tag und Nacht, drehen sie sich im Kopf, es ist diese Mühle im Kopf, von der ich hier schreibe.
Diese Mühle ist so schrecklich und zermürbend und für mich das Schlimmste an einer akuten Depression.
Ich gebe es unumwunden zu: ich habe Angst davor, dass es wiederkommt.
Aber es gibt Hoffnung. Ich lebe noch, obwohl ich schon fünfmal diese innere Hölle erlebt habe, und es geht mir gut.
Jeder der diese Zeilen liest und genau diese Mühle gerade in seinem Kopf hat: **Es geht vorbei, halte durch.**

Wahrscheinlich ist es für nicht von Depressionen betroffene Menschen nicht nachvollziehbar, was ich hier beschreibe, fällt es mir doch selber schwer, in guten Zeiten meine eigenen Gedanken zu verstehen.

Statistisch gesehen hat jeder zehnte Mensch irgendwann in seinem Leben mit Depressionen zu kämpfen; was nicht gerade wenig ist.

Dazu kommen die vielen Angehörigen, Lebenspartner und Kollegen. Es gibt also kaum einen Menschen auf dieser Erde, der nicht irgendwo und irgendwann damit in Berührung kommt.

Was also tun, wenn es soweit ist, die Mühle im Kopf kreist und kein Ende findet. Was können Angehörige machen oder auch ein Kollege, das möchte ich in diesem Buch aus meiner, ganz persönlichen Sicht beschreiben.

2   Für Betroffene - Die ersten Schritte

Für Sie als Betroffene:

Sie sind nicht verrückt und Sie müssen sich nicht
verstecken, nein. Sie sind krank und diese
Krankheit hat auch eine ärztliche Definition: Es ist
eine Stoffwechselerkrankung.
Es ist vielleicht am Anfang hilfreich, wenn Sie
gefragt werden, was Sie haben und Sie haben
Probleme das Kind richtig zu benennen; wenn Sie
einfach antworten „Ich habe eine Stoffwechselerkrankung".
Das Wichtigste, was Sie als erstes versuchen
müssen, ist sich nicht zu verstecken und die eigene
Akzeptanz für Ihren Zustand zu finden.
Noch einmal, es ist eine Krankheit, genauso wie
eine Grippe oder eine Entzündung, und diese
Erkrankung Ihres Körpers kann behandelt werden.
Ihnen kann geholfen werden, Sie müssen dies nicht
alleine durchstehen!

Nein, ganz im Gegenteil, ohne Hilfe ist es extrem schwer und auch sehr gefährlich.

Wenn Sie dies verinnerlicht haben, ist der nächste, wichtige Schritt zur Besserung einem Arzt von Ihren Problemen zu erzählen.

Das muss nicht sofort ein Psychiater sein, im Idealfall haben Sie einen Hausarzt in der Nähe, zu dem Sie ein gewisses Vertrauensverhältnis haben.

Eine Möglichkeit wäre es auch, wenn Sie eine Freundin, einen Freund oder Ihren Partner mit zum Arzt nehmen. Hauptsache ist, Sie erzählen es jemandem damit Sie Hilfe bekommen können.

Vielleicht ist es ja auch gar keine Depression, also überfallen Sie den Arzt nicht gleich mit der Eigendiagnose, das mögen die Mediziner auch nicht so besonders gern.

Schildern Sie einfach Ihre Probleme, also nicht nur die rein körperlichen, auch, und das ist ganz wichtig, Ihre Gedanken, soweit Ihnen das möglich ist.

Je besser Sie sich dem Arzt mitteilen können, umso bessere Chancen hat er Ihnen zu helfen.

Eventuell können Sie ja beim ersten Gespräch einfließen lassen, das Sie befürchten an einer Depression erkrankt zu sein.

3   Symptome und Diagnose

Der erste Schritt, den ein guter Hausarzt geht wird
wahrscheinlich eine Überweisung zum Neurologen
sein und das Abklären solcher Auslöser wie
z.B. einer Schilddrüsenfehlfunktion.
Sollte die Suche nach einer Fehlfunktion ihrer
Schilddrüse oder auch eventuell die Suche nach
einem Herzfehler wegen starkem Herzrasens
erfolglos sein und die Diagnose danach Depression
lauten, so ist auch dies kein Grund sich blamiert
oder noch schlechter zu fühlen.
Depressionen gehen mit vielen Schmerzen, die
ganz real sind, einher.
Ich gehe mal auf einige ein, die, so glaube ich, recht
typisch sind und die ich leider an mir selbst oft
genug genossen habe.
Starke Rückenschmerzen entstehen durch die
Verkrampfungen. Und das ist ganz natürlich, denn
unser Körper verkrampft sich, wenn der Geist
ständig Karussell fährt. Es kann sein, dass bei
Ihnen starke Gliederschmerzen auftreten, etwa so
als wenn man Fieber hat. Wodurch das bei mir
ausgelöst wurde? Ich habe keine Ahnung, ich bin ja
kein Mediziner.

Viele Menschen sollen, wenn sie von Depressionen betroffen sind, Schlafstörungen haben, bei mir war es genau umgekehrt. Wenn ich ständig müde bin und sehr gut einschlafen kann, dann ist das eines meiner größten Alarmsignale.

Häufiger jedoch ist wohl das erschöpfte Einschlafen und ein nicht erholsamer, ständig unterbrochener Schlaf oder man kann erst gar nicht einschlafen.

Nicht einschlafen zu können, am Morgen aufzuwachen, nicht weiterschlafen zu können, trotz des Gefühles wie gerädert zu sein.

All dies ist möglich und genau so verschieden wie jeder Mensch ist, genauso verschieden können auch die Symptome sein.

Einen gemeinsamen Nenner haben sie aber, das erlebte Schlafverhalten weicht vom dem normalen ab und der Schlaf ist keine Erholung mehr.

Genau so wie mit dem Schlaf, so ist es auch mit dem Appetit.

Prozentual ist dieser bei den meisten Betroffenen doch eher gedrosselt, es kann aber auch genau andersherum sein.

Fressattacken (Kummerspeck), besonderer Heißhunger auf stark gewürzte Speisen kommen ebenfalls vor.
Gut wäre es, wenn jemand in der Nähe ist, der bei einem Menschen welcher an einer depressionsbedingten Appetitlosigkeit leidet darauf achtet, dass ein Minimum an Nahrung und vor allem aber an Flüssigkeit aufgenommen wird.

Gelegentlich kommt es auch zu Beschwerden beim Wasserlassen sowie zu Atembeschwerden, einer nicht definierbaren Enge, einem Druck auf dem Brustkorb.

Sehbeschwerden, die nicht durch Sehhilfen ausgeglichen werden können und eine Lichtüberempfindlichkeit sind ebenfalls nicht ungewöhnlich.

Die gleichen Probleme können auch im Bereich der Ohren auftreten, wie z.B. eine Überempfindlichkeit gegen Geräusche oder tinitusähnliche Beeinträchtigungen des Hörvermögens und auch Einschränkungen der Gehörempfindlichkeit.
Der gesamte Körper ist von dieser Erkrankung betroffen.

Somit ist es nicht verwunderlich, dass alle
möglichen körperlichen Probleme bei Ihnen
auftreten können.
Die Betonung dabei liegt auf können, aber eben
nicht müssen.
Der eine hat eher Magen-Darmbeschwerden, der
nächste klagt über Kreislaufbeschwerden und ein
anderer hat vielleicht hat Gliederschmerzen und
Sehbeschwerden.

Wer sich hier in dieser kurzen Aufzählung wieder
findet, kann an einer Depression leiden, aber
genauso gut kann es auch eine ganz andere
Ursache haben und eben genauso ist es
umgekehrt. Sie haben eine Depression und Sie
haben ganz andere Symptome und Probleme,
solche die ich hier gar nicht beschreibe.
Ich kann hier nur einen ganz groben Überblick über
die häufigsten Indikatoren geben, denn erstens bin
ich kein Mediziner und zweitens gehe ich naturgemäß mehr von meiner eigenen, betroffenen
Position aus.

Sie können im Internet nach dem Goldberg-Test suchen. Das ist ein anerkannter Test und ganz schnell auszufüllen. Einen Link zu diesem Test finden Sie im Anhang.

Natürlich ist auch dieser Test kein Ersatz für einen Arztbesuch, aber er kann ein erster Anstoß sein, etwas zur Lösung seiner Probleme zu unternehmen.

4   Depression und Angst

Kommen wir wieder mehr zu mir und meinem
Erlebten.
Der Bruder der Depression ist die Angststörung und
häufig treten die beiden zusammen auf.
Wenn dies bei Ihnen der Fall ist, dann kann es
passieren, das Sie Panikattacken bekommen.
Eine typische Panikattacke kann so aussehen:
Sie haben das Gefühl keine Luft zu bekommen, Ihr
Herz rast oder Sie haben nur dass Gefühl des
Herzrasens, starkes Schwitzen, die Luft steht, es
zieht Ihnen den Boden unter den Füssen weg.
Natürlich ist dies mehr als beängstigend und durch
die Angst vor der Angst wird die ganze Situation
noch viel unangenehmer.
Panikattacken habe ich schon viel früher gehabt, zu
einer Zeit als ich noch nicht einmal wusste, was
Depressionen, geschweige denn Panikattacken
überhaupt sind.
Eine Panikattacke aus dieser Phase ist mir sehr gut
im Gedächtnis geblieben.

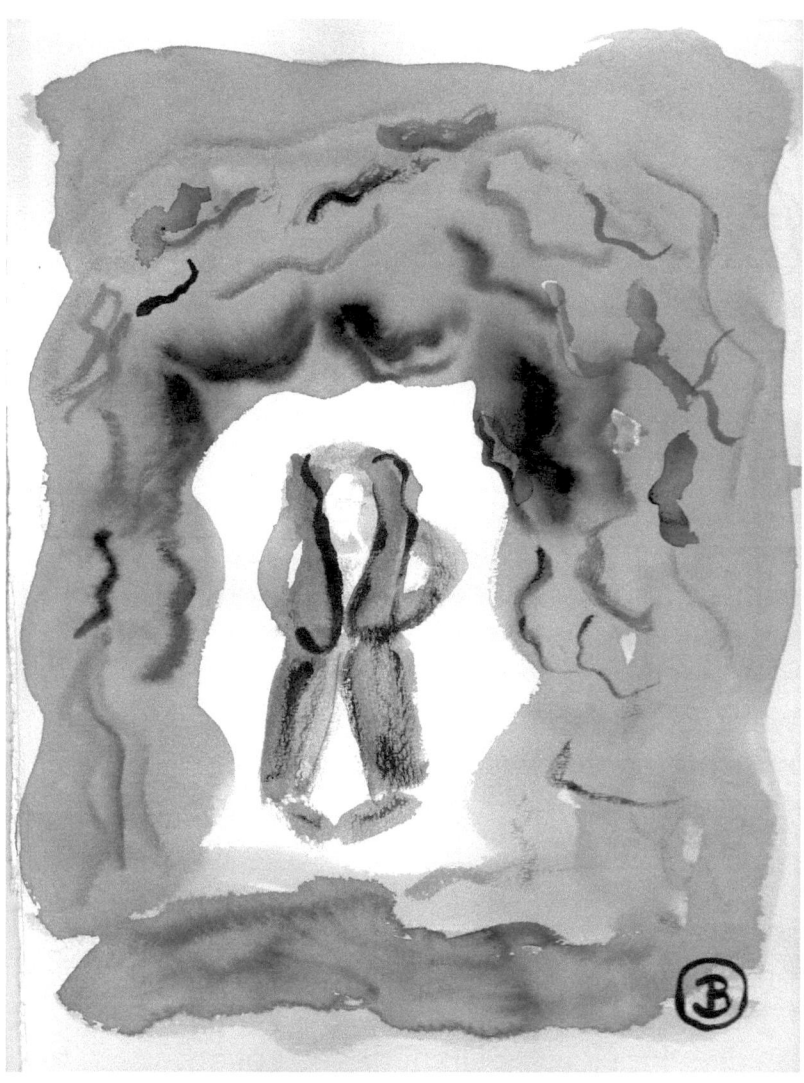

Angst

Ich hatte Nachtschicht bei Rügen Radio im zarten Alter von 20 Jahren. Einige meiner Kollegen spielten Skat im Pausenraum, dabei waren sie recht laut.

Aus heiterem Himmel hatte ich auf einmal das Gefühl starker Angst, meine Kollegen könnten sich zu einem wilden Mob entwickeln und sich auf mich stürzen, ich bekam keine Luft mehr, ich hatte das Gefühl mein Herz rast und würde gleich stehen bleiben.

Aus der anfänglichen Angst vor dem imaginären Mob wurde die Angst vor einem Herzanfall. Ich dachte an meine Mutter, die oft Herzanfälle hatte, welche mehrere Stunden anhielten und ich dachte: Jetzt hast du das Gleiche.

Nachdem meine Kollegen realisierten, dass mit mir etwas nicht stimmt und mich in das nächste Auto verfrachteten und wir auf halbem Wege zum Krankenhaus waren, hörte alles auf, mir ging es wieder gut und natürlich hat dann auch der Arzt nichts mehr feststellen können.

Ich denke, dass ist ein ganz typischer Verlauf, kein Mensch denkt zuerst an eine Panikattacke.

Oft ist es ein sehr langer Weg bis zu dem Punkt, wo man dies für sich als Ursache akzeptiert.

Meine Mutter ist nach 50 Jahren und der Diagnose „endogene Depression" immer noch nicht bereit, dies für sich zu akzeptieren, obwohl sie sonst mit ihrer depressiven Erkrankung gut umgehen kann. Dabei ist diese persönliche Akzeptanz wirklich wichtig und ungemein hilfreich. Aber dazu komme ich später noch einmal in diesem Buch.

Bekomme ich heute eine Panikattacke, lege ich mich 5 min hin, alternativ stelle ich mich an ein offenes Fenster, versuche so ruhig wie möglich zu atmen, sage mir innerlich immer wieder es ist nur eine Panikattacke, es geht vorbei und siehe da nach 5 bis 10 Minuten ist der Spuk vorbei.
Das Schlimmste dabei ist, wenn man sich von der Angst vor der Angst so überrollen lässt, das Ganze sich so steigert, dass es zur Hyperventilation führt. Dann kann so ein Anfall schon echt traumatische Züge annehmen.
Bevor ich etwas abschweifte, waren wir dabei, dass der erste und ungemein wichtige Schritt das Reden mit einem Arzt ist. Diesen Schritt zu gehen ist wirklich äußerst wichtig, denn alle Hilfen, die dieses Buch, das Internet oder auch Freunde und Familie geben können sind nicht so wichtig wie dieser erste Schritt, um sich professionelle Hilfe zu suchen.

Was also kann der Hausarzt neben der rein organischen Abklärung von eventuellen anderen Erkrankungen und den notwendigen Überweisungen an die Fachmedizin noch für Sie tun?

5 Ein paar kleine Tipps für die akute Hilfe

Nun, da gibt es einiges, sind Sie z.B. noch in der Lage zur Arbeit zu gehen oder wäre es besser für Sie, eine Krankschreibung zu bekommen?
Ich habe, wenn es irgendwie ging, aus reinem Selbsterhaltungstrieb auf eine Krankschreibung verzichtet, da die Arbeit ja auch einen gewissen Ablenkungsfaktor hat.
Nun ist dies aber individuell ja sehr unterschiedlich und natürlich auch davon abhängig, ob Sie damit offen umgehen können. Auf jeden Fall ist man mit dieser Erkrankung deutlich eingeschränkt, es spielen also viele Faktoren eine Rolle.
Zum Beispiel :
Haben Ihre Kollegen Verständnis, ist es möglich auch Aufgaben abzugeben, weil man nicht mehr alles schafft?
Wie schlimm ist es, wenn kleine Fehler passieren, hängen eventuell sogar Menschenleben daran?
Ist die Arbeit körperlich so anstrengend, dass gar nicht daran zu denken ist, dass weiter zu schaffen?
Ist die Angst so groß, dass jeder Kontakt zu anderen Menschen schon zu viel ist?

Wie ich schon schrieb, habe ich viele
Depressionsphasen hinter mir. Teilweise war ich in
dieser Zeit krankgeschrieben, aber wenn es
irgendwie ging habe ich versucht, eine Krankschreibung zu vermeiden.
In einigen diesen akuten Phasen habe ich mir Imap
spritzen lassen. Dieses Medikament ist kein
Heilmittel, kann aber die schlimmsten Symptome
bis zu 6 Wochen lindern.
Imap ist ein Mittel, welches für die Behandlung von
Psychosen entwickelt worden ist. Es wird aber in
diesem Bereich meines Wissens nicht eingesetzt,
weil es dafür zu schwach wirksam ist.
Dieses Mittel wird wöchentlich gespritzt und hat
eine wundervoll beruhigende Wirkung.
Sie brauchen allerdings keine Angst davor haben,
es ist kein Rauschgift, Sie werden keine rosa
Elefanten sehen und es hat bei richtiger
Anwendung kein Suchtpotential. Dieses
Medikament wirkt sehr stark angstlösend und man
sieht alles etwas entspannter.
Bei richtiger Anwendung besteht absolut nicht die
Gefahr abhängig zu werden, allerdings
beeinträchtigt das Medikament die Fahrtauglichkeit.

Nun ist eine schwere depressive Störung in sechs Wochen leider nicht behoben, deshalb kann IMAP nur ein kleiner, aber sehr hilfreicher Ansatz sein, um Ihnen das Leben zu erleichtern. Aber die Krankheit heilen kann es leider nicht. Sobald Sie das Medikament absetzen, wird alles wieder sein wie vorher. Diese gewonnene Zeit kann für Sie jedoch sehr nützlich sein, um in dieser Zeit irgendwie zu funktionieren und um einen guten Neurologen oder Psychotherapeuten zu finden. Es wird Ihnen auch helfen, die Zeit zu überbrücken, bis die Depressionsmedikamente bei Ihnen anfangen zu wirken.

Außerdem habe ich, wenn ich eine Phase hatte, in der ich ganz besonders auch mit der Angst zu kämpfen hatte, mit dem Medikament Insodin sehr gute Erfahrungen gemacht.

Insodin ist ein angstlösendes Mittel sowie ein leichtes Antidepressiva und kann Ihnen relativ schnell helfen, besonders beängstigende Situationen durchzustehen.

Das mag auch sehr unterschiedlich sein von Mensch zu Mensch, bei mir jedenfalls hat es innerhalb einer halben Stunde nach Einnahme das akute Angstgefühl sehr gedämpft.

Noch einmal: beide Medikamente sind nur Mittel die
Ihnen kurzfristig dabei helfen können, Ihre akuten
Beschwerden zu lindern. Sie tragen nicht zu Ihrer
Heilung bei und lösen damit nicht Ihr Problem.
Ein ganz wichtiger Punkt für einen Menschen, der
akut depressiv erkrankt ist, ist das Erlernen von
Egoismus. In solch einem (depressiven) Fall kann
dieser Egoismus für Sie lebensrettend sein.
Die meisten von uns haben vermutlich, so wie ich
auch, in der Kindheit gelernt, das Egoismus etwas
sehr negatives ist. Aber es ist so, wie ja auch mit
vielen anderen Dingen im Leben, alles hat seine
Zeit und seinen Sinn.
Wenn dieser Egoismus dafür sorgen kann, das Sie
schneller gesund werden oder gar Überleben, dann
haben auch die Menschen um Sie herum dadurch
gewonnen.
Also lautet die erste Regel die in Ihren Kopf hinein
muss:
Ich bin krank, ich muss etwas für mich tun, ich muss
Hilfe einfordern, ich spiele im Moment die erste
Geige.
Wenn Sie auch nur ansatzweise etwas finden wozu
Sie Lust haben und ist es noch so sinnlos, machen
Sie es. Hauptsache ist, Sie haben ein bisschen
Freude und Lust darauf.

Alles ist besser, als gedankenkreisend in der Ecke zu sitzen oder sich zu Tätigkeiten zwingen, die dann doch nur halb erledigt werden können und danach noch Schuldgefühle in Ihnen auslösen. So etwa nach dem Motto:

Ich bin ja doch zu nichts mehr nutze, am Besten wird es sein, ich bringe mich um.

Diesen Schuldgefühlen werden Sie vermutlich nicht ganz entgehen können, das ist einfach so bei dieser Art von Erkrankung.

Aber im Laufe der Zeit müssen Sie unbedingt lernen mehr an Ihr, ganz persönliches Wohlbefinden zu denken. Es ist durchaus möglich, das zu Erlernen, es ist eine Frage des Wollens, vielleicht ein wenig ungewohnt, aber möglich, auch im fortgeschrittenen Alter.

Genau so unvermeidlich sind diese Gedanken: „Was denken die nur von mir" oder „Sind die jetzt böse auf mich".

Das kreist dauernd durch Ihren Kopf und Sie machen sich Gedanken über Dinge und Sachen, über die Sie ohne eine depressive Erkrankung nur lachen würden.

Die Leute, die Sie lieben und schätzen, sind mit Sicherheit nicht böse auf Sie; diese Menschen sind Ihnen gegenüber verunsichert.

Sie fühlen sich hilflos und manchmal wissen Sie
auch zu wenig oder auch gar nichts über diese
Krankheit und reagieren bedingt durch diese
Unkenntnis nicht so, wie Sie es sich möglicherweise
wünschen.
Einer meiner Lieblingssprüche ist „nobody is
perfekt".
Sie sind es nicht, die Menschen um Sie herum sind
es nicht, eben genau deshalb weil jeder Mensch
Fehler macht und eben nicht perfekt ist.
Viele depressiv Erkrankte sollen ja Perfektionisten
sein. Ich kann mir gut vorstellen, dass bei
jemandem, der immer alles perfekt machen möchte
durch eine ständige Dauerüberbelastung eine
Depression oder Angststörung ausgelöst werden
kann.
Manchmal erwische ich mich auch dabei und ich
merke dann recht schnell, dass mir dieses
Verhalten gar nicht gut tut.

Aber auch das ist ein ganz normales menschliches
Verhalten, sind wir doch oft selbst unser
gnadenloser Richter.
Je perfekter wir im normalen Leben sind, umso
tiefer ist der Fall in das tiefe Loch einer depressiven
Erkrankung.

Umso größer sind die Selbstvorwürfe wenn es
dann eben nicht mehr geht.

Also versuchen Sie, sich ein bisschen gesunden
Egoismus anzutrainieren, es hilft Ihnen auch später
um erneute Abstürze in die Krankheit zu vermeiden.

Ich glaube zwar, dass in meinem Fall eine gewisse
genetische Disposition vorhanden ist, aber ganz
gleich ob das auch bei Ihnen der Fall ist oder nicht,
es gilt möglichst schnell wieder gesund zu werden
und möglichst lange auch zu bleiben.

Der nächste persönliche Tipp, der mir auch
geholfen hat und den ich mir aus der medizinischen
Depressionsbehandlung abgeschaut habe ist der
bewusste Schlafentzug.

Nach so einer durch quälten Nacht geht es mir dann
für ein paar Tage etwas besser und jeder der so
krank ist, ist mehr als dankbar für auch noch die
kleinste Aufhellung.

Etwas was mir sehr schwer fällt, was ich aber
versuche dann auch umzusetzen, ist die Methode
des schnellen Gehens.

Die Überwindung ist riesig, aber wenn Sie es
schaffen, lohnt es sich wirklich.

Am ersten Tag vielleicht 5 -10 Minuten wirklich
schnelles Gehen, nicht laufen, gehen Sie so
schnell, dass Sie wirklich außer Puste kommen.

Der Kreislauf muss dabei richtig in Gang kommen.
Im Idealfall schaffen Sie es nach einer Woche auf
täglich eine halbe Stunde.
Sollten Sie es nicht schaffen, bitte nicht in Selbst-
vorwürfen ertrinken, ich schaffe es auch nicht
immer.
Eine große Hilfe wäre es wenn jemand da wäre, der
mit Ihnen zusammen geht und Sie jeden Tag
ermutigt, es zu versuchen.
Bisher bin ich ja nur auf ein paar kleine Aspekte
eingegangen, die für Sie im akuten Fall eventuell
ganz hilfreich sein können. Das macht sie aber nicht
wieder gesund, es macht die Erkrankung nur um ein
weniges erträglicher für Sie und kann ein wichtiger
Baustein auf dem Wege zum Gesund werden sein.
Um in dieses Thema richtig einzusteigen, gehört
etwas medizinisches Grundwissen dazu.

6 Die verschiedenen Depressionsformen.
Was bezeichnet man als Depression?

In der medizinischen Fachsprache heißt es:

Die Diagnose "depressive Episode" wird gestellt
wenn ein Mensch an diesen Symptomen leidet:
Verlust der Fähigkeit zu Freude oder Trauer,
Antriebshemmung, mit oder ohne Unruhe,
Denkhemmung,
Schlafstörungen,
übertriebene Sorge um die Zukunft, (unter
Umständen überbetonte Beunruhigung),
das Gefühl der Hoffnungslosigkeit,
Minderwertigkeit, Hilflosigkeit und einer sozialen
Selbstisolation, Selbstentwertung und das
Auftreten übersteigerter Schuldgefühle,
Müdigkeit und eine stark verringerte
Konzentrations- und Entscheidungsfähigkeit, das
Denken ist verlangsamt, sinnloses
Gedankenkreisen, Reizbarkeit und Ängstlichkeit.
Negative Gedanken und Eindrücke werden über-
und positive Aspekte unterbewertet. Das
Gefühlsleben ist eingeengt, was zum totalen
Verlust des Interesses an seiner Umwelt führen
kann.

All das und noch vielschichtiger können die
Symptome einer Depression sein.
Wichtig ist natürlich das neben der von mir am
Anfang schon erwähnten Schilddrüsenerkrankung
auch andere, schon bekannte Depressions-
auslösende Krankheiten, wie Hypophysen- oder
Nebennierenerkrankungen oder das Frontalhirn-
syndrom ausgeschlossen werden können. Oder
auch die bekannte Herbst-Winterdepression, die
durch Lichtmangel entstehen kann.
Neben der reinen Diagnostik und der ersten
körperlichen Abklärung unterscheidet man bei einer
Depression verschiedene Schweregrade.
Ist es z.B. eine Ersterkrankung oder eine wieder-
kehrende Episode.
Ich kann und will hier nicht auf jede Form eingehen
aber ich versuche es mal so zu klassifizieren wie ich
das verstehe.
Eine Herbst und Winterdepression wird bei vielen
Menschen durch Mangel an natürlichem Tageslicht
ausgelöst und tritt naturgemäß besonders häufig in
Skandinavien auf. Dort sind deshalb die speziellen
Tageslichtlampen entwickelt wurden.
Wenn Sie, lieber Leser, dafür besonders
empfänglich sind, sollte das eigentlich kein
übermäßiges Problem darstellen, weil man diese
Ursache ja leicht ausschalten kann.

Die so genannte Erschöpfungsdepression, auf neudeutsch Burnout-Syndrom genannt, wird ausgelöst durch eine exzessive Überlastung oder lang andauernde und psychisch belastende Situationen oder auch durch traumatische Erlebnisse und Ereignisse.

Wer an dieser Form der Depression erkrankt, hat zumeist einen großen Vorteil. Die Ursachen für diese Erkrankung liegen meist gut erkennbar auf der Hand und sind damit auch leichter auszuschalten, als bei einer so genannten endogenen Depression. (das bedeutet, es handelt sich um eine von innen kommende Depression). Wobei ich hier überhaupt nicht irgendwo abwertend verstanden werden möchte, denn die Auswirkungen auf den betroffenen Menschen sind gleich schlimm. Es ist egal, welche Auslöser dazu führten, alle bedürfen der Hilfe und Anerkennung.

Dann finden Sie auch noch die bipolare manisch-depressive Form, bei welcher sich die Gefühle von „von Himmel hoch jauchzend" bis „zu Tode betrübt" abwechseln.

Falls jemand von Ihnen, meine lieben Leser, der an einer unipolaren Depression leidet, einen Trost sucht: diese Form einer Depression stelle ich mir noch schlimmer vor als meine normalen depressiven Episoden.

Die Schwangerschaftsdepression kommt häufig aufgrund einer Anpassungsstörung während der Schwangerschaft zustande. Bei etwa 10%-15% der Frauen kommt es nach einer Geburt zu einer postnatalen Depression. Weitere Formen sind die so genannten maskierten Depressionen, die sich durch körperliche Beschwerden äußern: Rückenschmerzen und Kopfschmerzen, Beklemmungen in der Brustregion – hier sind die unterschiedlichsten körperlichen Symptome möglich als „Präsentiersymptome" einer Depression.

Nur der Vollständigkeit halber seien hier noch genannt die Altersdepression, die Anaklitische Depression, Somatisierte Depression, Organische Depression, Agitierte Depression, Atypische Depression.
Es gibt so viele verschiedene diagnostizierte Formen, man möchte schon fast sagen wie „Sand am Meer". Die Mischung bzw. Überschneidung ist beachtlich und außerdem ist die Erforschung bei weitem noch nicht abgeschlossen.
Es ist mit Sicherheit sehr interessant und lehrreich, das Internet nach Informationen über Depressionen zu durchforsten.

Letztendlich sollte man jedoch sehr vorsichtig mit möglichen Rückschlüssen, besonders auf die eigene Erkrankung, sein, da sich der Wissensstand ja ständig verändert und man als fachlicher Laie im Internet geäußerte These und Meinungen möglicherweise nicht richtig interpretieren kann.
Dass man gegenüber selbsternannten Wunderheilern äußerst vorsichtig sein sollte, muss ich wohl nicht betonen.
Überhaupt das Internet, es kann eine große Hilfe sein, aber hat auch so seine Tücken, wie eben alles im Leben, aber dazu später noch mal etwas mehr.

7   Persönliche Gedanken zu den
vorherigen Kapiteln

Laut ärztlichen Publikationen leiden mehr Frauen als Männer an Depressionen, vielleicht ist das ja auch wirklich so. Ich glaube aber eher das Männer das nur besser maskieren können. Ja, das funktioniert bis zu einem gewissen Grad, man kann sich hinter einer Maske verstecken und so tun, als wenn alles bestens ist.

Ich habe das auch lange getan, bis ich irgendwann beschlossen habe, mich nicht mehr zu verstecken. Erstens ist dieses Verhalten sehr gefährlich für sich selbst, weil dann natürlich auch keine Hilfe erfolgen kann und zweitens ist es auch für die Akzeptanz dieser Krankheit durch die Gesellschaft wichtig, dass sich betroffene Menschen dazu offen bekennen.
Da spielen ja sehr viele Faktoren eine Rolle.
Ich wohne seit mehreren Jahren in Schweden, hier ist diese Erkrankung deutlich stärker in der Gesellschaft akzeptiert als zum Beispiel in Deutschland.

Ein Mann kann sich hier ohne größere Probleme für sein berufliches Fortkommen zu dieser Erkrankung bekennen, wozu in Deutschland leider sehr viel mehr Mut gehört.

Frauen hingegen werden immer noch mehr in die Schublade des schwächeren Geschlechts gesteckt, sie dürfen dann auch eher Depressionen haben.

Allerdings kommt es sehr darauf an, welche Stellung der einzelne Mensch in der Gesellschaft einnimmt.

Hat Frau Karriere gemacht, so hat Sie eventuell noch mehr Probleme als ein Mann, wenn Sie sich offen zu Ihrer Krankheit bekennt.

Deshalb ist es zwar gut, wenn der einzelne mit seiner Erkrankung offen umgeht, aber es ist auch eine Gratwanderung und auch der Entschluss, es geheim zu halten, sollte respektiert werden. Wichtig ist, dass zumindest Ärzte und vielleicht der engste Familienkreis einbezogen sind, damit es nicht in einer Katastrophe endet.

Genau aus diesen Gründen war ich wirklich sehr erfreut, dass sich der Fußballstar Sebastian Deissler so offen zu seiner Erkrankung bekannt hat. Solche bekannten Menschen können in einer Gesellschaft viel für ein besseres Verständnis und die Akzeptanz der Depression bewirken.

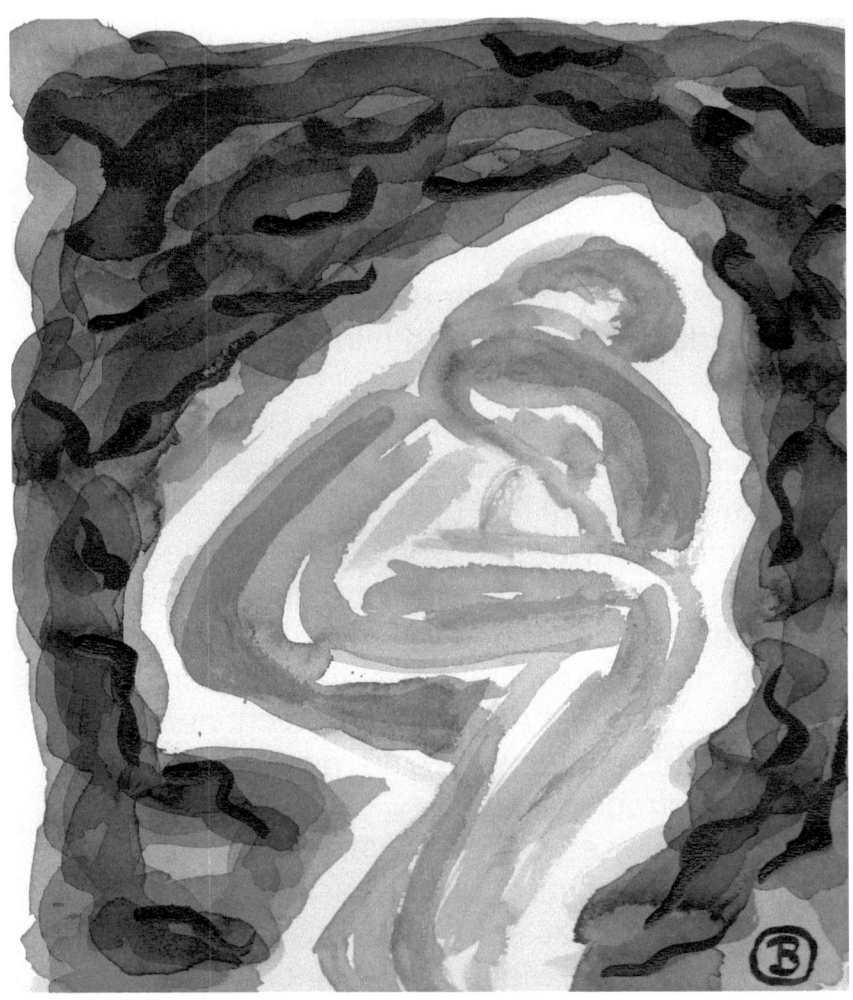

Depression

Allerdings muss man auch dazu sagen, das Sebastian Deissler oder auch Andreas Biermann als weiterer bekannter Fußballer für Ihre Offenheit teuer bezahlt haben. Häme, Ende der Karriere, aber beide haben noch das wichtigste, sie haben noch ihr Leben, was man von Robert Enke leider nicht sagen kann.

Auch wenn diese Beispiele vielleicht nicht besonders ermutigend sind, so sind sie doch unheimlich wichtig und ein erster richtiger Schritt in einen normalen Umgang mit dieser Krankheit und bedürfen des allergrößten Respektes.

Viel außer Lippenbekenntnissen und jeder Menge Scheinheiligkeit ist leider in der Fußballwelt und in der Gesellschaft noch nicht passiert, es ist wahrscheinlich auch viel zu viel erwartet.

Bis sich in der Gesellschaft was den Umgang mit der Krankheit Depression und den Erkrankten wirklich etwas verändert, wird es noch viel Zeit und vieler mutiger Menschen bedürfen.

Und so traurig das Ende von Robert Enke auch ist, so hat auch dieser Tod einen Sinn bekommen, indem wieder ein Kieselstein für den Weg hinzugefügt wurde.

Überhaupt habe ich persönlich wenige Probleme mit dem Thema Suizid, ich finde jeder Mensch hat das Recht seinem Leben auch freiwillig ein Ende zu bereiten.

Wenn dies allerdings nicht durch eine freie Willensentscheidung, sondern durch eine entweder falsch behandelte oder verschwiegene Erkrankung wie eine Depression erfolgt, so ist dies sehr kritisch zu bewerten.

Nach Ansicht der Medizin besteht die größte Gefahr eines Suizidversuches auf Grund einer Depression, wenn sich die Stimmung langsam aufhellt bzw. der Mensch wieder Kraft schöpft. Das kann ich nur bestätigen.

Leider ist es jedoch so, das man das selbst gar nicht so merkt.

Denn wenn man das bewusst wahrnehmen würde, könnte man ja daraus auch wieder Hoffnung schöpfen.

Wenn Sie bei sich feststellen, dass die Gedanken an einen Selbstmord absolut vorherrschend werden, sollten Sie unbedingt einen Arzt aufsuchen und mit diesem gemeinsam überlegen, ob nicht doch ein befristeter Klinikaufenthalt das Beste für Sie wäre.

Ich selbst habe das einmal so gemacht und ich bin heute auch immer noch davon überzeugt davon, dass das die richtige Entscheidung war.
Dadurch, dass ich schon auf dem Weg der Besserung war, hat sich der Klinikaufenthalt auf zwei Wochen beschränkt und ich konnte zudem auch vieles von
dem Lernen, was in der Klinik an therapeutischen Maßnahmen angeboten worden ist.
Zum Beispiel die Muskelentspannung nach Jakobson.
Ich schrieb es schon am Anfang, diese Kliniken sind leider völlig überlastet mit Patienten, sie müssen wirklich keine Angst haben nicht wieder heraus zu kommen.
Ganz im Gegenteil, jedes frei werdende Bett wird dringend gebraucht.

8   Die Behandlungsformen

In diesem Abschnitt möchte ich auf mögliche und unterschiedliche Therapien eingehen, die hoffentlich zu einer schnellen und dauerhaften Besserung Ihres Befindens beitragen werden.

Ist erst einmal eine Diagnose gestellt, müssen Sie und Ihr behandelnder Arzt die Entscheidung fällen, welcher Weg für Sie der beste ist, um schnell wieder gesund zu werden.
Mit einer Pille morgens und abends ist das leider nicht getan.
Die Behandlung einer Depression, egal welchen Weg Sie und Ihr Arzt wählen, ist langwierig und bedarf der Geduld aller Beteiligten. Eine kleine Ausnahme macht dabei sicher die einfache Form der durch Lichtmangel in den Herbst- und Wintermonaten hervorgerufenen Depression.
Durch den Einsatz einer entsprechenden Licht-therapie wird sich relativ schnell eine Besserung einstellen.

Bei den durch Stress und Trauma bedingten sowie
den endogenen Depressionen wird
der Prozess einer Besserung im besten Falle 2-3
Monate andauern, im schlechtestem Fall aber
mehrere Jahre. Jedoch, unabhängig davon wie
lange es bei Ihnen dauert, auf jeden Fall bestehen
gute Heilungschancen.
Auf die Behandlung der Depressionen, welche
möglicherweise durch Vorerkrankungen oder durch
Suchtmittel und/oder durch Medikamente ausgelöst
worden sind kann ich hier nicht weiter eingehen.
Damit habe ich keine Erfahrungen und das ist wohl
auch ein Feld welches man besser der Fachmedizin
überlässt.
Die klassischen Behandlungsansätze sind unterteilt
in eine medikamentöse Behandlung und die
Psychotherapie, idealerweise wird eine Mischung
aus beiden Formen angewandt.
Ich gehöre zu den Patienten, für die antidepressive
Medikamente ein Segen sind. Das bedeutet leider
nicht, dass das auch auf Sie, meine lieben
Leserinnen und Leser zutrifft. Bei vielen Patienten
allerdings helfen auch die psychotherapeutischen
Behandlungen so gut, dass eine medikamentöse
Therapie Ihrer Erkrankung außen vor gelassen
werden kann.

Wenn Sie und Ihr behandelnder Arzt sich für den medikamentösen Weg entscheiden, sollten Sie unbedingt eine ausführliche Aufklärung über die für Sie in Frage kommenden Medikamente mit ihren Nebenwirkungen erhalten.

Dabei wird Ihr Arzt Ihnen sicher als erstes erklären, dass Antidepressiva keine Suchtgefährdung haben. Das kann ich Ihnen aus meiner langjährigen Erfahrung absolut bestätigen.

Das wirkliche Problem mit den Antidepressiva ist jedoch, dass kein Arzt der Welt vorher genau diagnostizieren kann, welches der Mittel denn für Sie das richtige ist.

Die genaue Wirkung und warum welches Mittel hilft, ist leider noch nicht so erforscht und bekannt, wie es im Interesse aller Erkrankten wünschenswert wäre. Das hört sich im ersten Moment möglicherweise für Sie erschreckend an, aber letztlich ist es doch wichtig, dass Sie für sich ein Medikament finden, welches Ihnen hilft und mit dessen Nebenwirkungen Sie dauerhaft leben können.

Da die Wirkungsmechanismen aber noch nicht ganz genau erforscht sind, ist es immer ein gewisses Ausprobieren, d.h. es muss also getestet werden, welches Mittel Ihnen gut hilft.

Bedingt durch diese Tatsachen besteht jetzt natürlich die Gefahr, dass Sie mehrere Wochen lang ein Medikament einnehmen, welches Ihnen nicht im Geringsten hilft.

Falls in Ihrem Befinden keine Besserung eintreten sollte, muss dieses, für Sie nutzlose Medikament wieder ausgeschlichen werden und Sie müssen das nächste Präparat ausprobieren.

Das kann eine recht lange Prozedur werden, aber Sie sollten Ihren Arzt dafür nicht verantwortlich machen, er versucht mit Sicherheit sein Bestes. Während dieser Zeit ist das ausführliche Gespräch mit Ihrem Arzt für beide Seiten sehr wichtig. Dabei müssen Sie, so genau wie es Ihnen möglich ist, schildern, welche Veränderungen Sie durch die Einnahme der Medikamente verspüren; im negativen wie positiven Sinn.

9   Antidepressiva

Als nächstes habe ich für Sie die wichtigsten
Medikamentengruppen, die zur Behandlung
Ihrer Krankheit eingesetzt werden, aufgelistet.

9.1 Trizyklische Antidepressiva (TZA)

Wirkstoffe: Amitriptylin
          Clomipramin
          Imipramin
          Doxepin
          Lofepramin
          Trimipramin
          Nortriptylin
          Opipramol

Das ist die älteste Wirkstoffgruppe, die schon in den
50er Jahren auf den Markt gekommen ist.
Leider haben die Präparate teilweise sehr starke
Nebenwirkungen. Allerdings sind sie aber auch
weiterentwickelt worden, so das heute neuere
Medikamente dieses Typus zur Verfügung stehen,
welche für Sie als Patient weniger belastend sind.

Alle TZA haben die Wirkung, dass sie die Wieder-
aufnahme unterschiedlicher Botenstoffe, zum
Beispiel von Noradrenalin, hemmen.
Man nennt sie deswegen auch nicht-selektive
Monoamin-Reuptake-Inhibitoren (NSMRI). TZA
haben die Wirkung, dass sie die Stimmung des
Patienten aufhellen und die Angst und Unruhe
mildern.
Sie werden gerne bei Patienten mit starken
Schlafstörungen eingesetzt, da sie am Anfang einer
Behandlung oft eine sehr beruhigende Wirkung
haben.

9.2 Selektive Serotonin-Wiederaufnahmehemmer (SSRI)

Wirkstoffe: Citalopram (z. B. Cipramil)
     Escitalopram
     Paroxetin (z. B. Seroxat)
     Sertralin (z. B. Zoloft, Gladem)
     Fluoxetin (z. B. Fluctin).

Diese Medikamentengruppe zählt zu den modernen
Antidepressiva.

Sie stehen in dem Ruf, weniger Nebenwirkungen
zu haben, sie bewirken z.B. weniger Gewichtszunahme. Leider sind auch diese Präparate nicht
ohne Nebenwirkungen und deshalb sollte auch hier
genau zwischen Nutzen - Wirkung und den
Nebenwirkungen abgewogen werden.
Die SSRI sind überwiegend für die Hemmung der
Wiederaufnahme von Serotonin in Nervenzellen
verantwortlich, beeinflussen andere Botenstoffe
jedoch nur schwach.

9.3 Serotonin-Noradrenalin-Wiederaufnahme-
    hemmer (SNRI)

Wirkstoffe: Duloxetin,
            Venlafaxin

Das ist ebenfalls eine Medikamentengruppe der
neueren Zeit. Vergleichbar sind diese Wirkstoffe mit
den Wirkungen und auch Nebenwirkungen der
SSRI, nur mit der zusätzlichen Hemmung der
Noradrenalin-Wiederaufname.

9.4 Alpha-2-Antagonisten (NASSA)

Wirkstoffe: Mirtazapin (Remergil)
          Mianserin

Diese Medikamente blockieren die Rezeptoren für
Noradrenalin an den Nervenzellen und bewirken
gleichzeitig eine Steigerung der Ausschüttung
dieses Botenstoffes. Es wird bevorzugt bei
besonders von Unruhe und Schlafstörungen
betroffenen Patienten eingesetzt, da es eine sehr
stark beruhigende Wirkung hat.
Allerdings kann dieses Präparat auch sehr starke
Nebenwirkungen entwickeln.
Diese Nebenwirkungen können z.B. Appetitzunahme,
Gewichtszunahme, Schläfrigkeit (meist in der ersten
Behandlungswoche), Schwindel, Kopfschmerzen,
sowie Wassereinlagerungen im Gewebe (Ödeme)
sein.
Eher selten anzutreffende Nebenwirkungen sind
Übelkeit und Erbrechen. Alle diese unangenehmen
Begleiterscheinungen sind aber eher die Ausnahme
als die Regel.

9.5   Die MAO-Hemmer

Wirkstoffe: Moclobemid (Aurorix)
            Tranylcypromin

Diese Medikamente blockieren die Aktivität eines
Enzyms, das etliche monoamine Botenstoffe
abbauen kann. MAO-Hemmer sind sehr stark
antriebssteigernd, werden aber relativ selten
verschrieben.
Sie haben leider eine hohe Nebenwirkungsrate, da
es einmal Interaktionen mit tyraminhaltigen
Lebensmitteln gibt (Käse, Wein und viele andere),
was dann beispielsweise zu starken
Blutdrucksteigerungen führen kann und weiteres.

9.6   Lithiumsalze

Man setzt Lithium überwiegend in der Langzeittherapie zur Vorbeugung gegen Rückfälle bei
bipolaren Störungen ein. Es ist jedoch möglich
diese Mittel bei unipolaren Depressionen einsetzen,
sowohl gegen Rückfälle als auch zur Unterstützung
von anderen Medikamenten.

Die richtige Dosierung dieser Präparate bedarf eines großen Fingerspitzengefühls, bei einer Unterdosierung ist die Wirkung nicht gegeben und bei einer Überdosierung besteht die Gefahr der Vergiftung des Patienten.
Auf der anderen Seite jedoch spricht für Lithium, dass es eines der am besten erforschten Wirkstoffe ist.

9.7   Phytopharmaka (pflanzliche Präparate)

Phytopharmaka sind Medikamente, deren medizinisch wirksamen Bestandteile ausschließlich pflanzlicher Herkunft sind. Am bekanntesten ist wohl das Johanniskraut aber auch der Rosenwurz. Damit diese Präparate die gleiche Wirkung wie die nichtpflanzlichen Mittel erreichen, muss die Dosierung ausgesprochen hoch sein. Deshalb ist von einer reinen Selbstmedikation abzuraten. Wenn auch die Nebenwirkungen bei weitem geringer sind als bei den anderen Präparaten, so ist es jedoch falsch anzunehmen, dass sie keine haben. Das Johanniskraut ist zum Beispiel bekannt für seine lichtempfindlichkeitserhöhende Wirkung.

Alle diese Medikamente und auch die pflanzlichen Präparate entfalten ihre Wirkung jedoch erst nach einer längeren Einnahmezeit von 2-3 Wochen.
Sie sollten nicht ohne ärztliche Aufsicht dosiert und eingenommen werden. Genauso wenig wie Sie von einem Tag auf den anderen die Höchstdosis nehmen können, sollten Sie beim Absetzen eines Medikamentes dieses ganz vorsichtig ausschleichen. Denn auch wenn sie nicht abhängig machen, so können sie durch Fehldosierung sehr starke Nebenwirkungen hervorrufen.
Bei den nicht apothekenpflichtigen Präparaten sollten Sie auch bedenken, dass es Mittel gibt, die in einer alkoholischen Lösung angeboten werden. Sie nehmen dann bei regelmäßigem Gebrauch eine nicht unerhebliche Menge Alkohol zu sich.

10 Die Therapien

In diesem Abschnitt möchte ich Ihnen liebe
Leserinnen und Leser einige Therapieformen
ein wenig näher bringen und vielleicht auch etwas
verständlicher für Sie machen.
Aber bevor ich Ihnen die einzelnen, heute gängigen,
aber auch die weniger gebräuchlichen Therapien
vorstelle, möchte ich doch eine Lanze für das
einfache Gespräch brechen.
Wenn Sie einen Menschen haben, der Ihnen zuhört
und zu dem Sie Vertrauen haben, dann kann das
schon einige Therapiestunden ersetzen.
Leider haben viele Menschen heute ein Problem mit
Ihrer persönlichen Vereinsamung, auf der anderen
Seite jedoch ermöglicht die moderne Technik einen
sehr engen Kontakt über alle Kontinente, rund um
den Erdball. Wir müssen uns nur die Zeit dafür
nehmen.
Am Anfang dieses kleinen Buches hatte ich Ihnen
geraten einen gesunden Egoismus zu entwickeln,
das könnte ein kleiner Anfang in diese Richtung
sein.

Nehmen Sie sich die Zeit, denken Sie nicht an das Bekochen Ihrer Familie oder was sonst wichtiges oder auch unwichtiges anliegt, versuchen Sie den Menschen, denen Sie vertrauen, etwas von sich und Ihren Problemen zu erzählen.
Natürlich birgt dieses Verhalten die Gefahr der Zurückweisung, dieses Risiko kann Ihnen niemand abnehmen.
Aber vielleicht sind Sie ja auch positiv überrascht, wie viele Menschen reagieren, wenn sie mit Ihrem Problem konfrontiert werden.
Eine drastische Zurückweisung habe ich in den ganzen Jahren, in denen ich offen mit meiner Erkrankung umgehe, erst einmal erlebt.
Normaler jedoch ist eine gewisse Scheu ihnen gegenüber, ein leicht zu bemerkendes anfängliches Unbehagen, das ganz oft durch Unwissenheit und der Angst Ihres Gegenüber, Sie zu verletzen, entsteht.
Und an diesem Punkt sollte Ihr Egoismus einsetzen, überwinden Sie diese ersten Hemmungen. Sie werden sehen, nach einer gewissen Anwärmphase schwindet bei Ihnen und auch bei Ihrem Gegenüber die Angst.

Und verlieren Sie nicht den Mut bei einem
Rückschlag, versuchen Sie es erneut, bleiben Sie
hartnäckig.
Sollte es in Ihrer Umgebung keinen Menschen
geben mit dem Sie reden können oder wollen, dann
tut es auch erst mal die gute alte Telefonseelsorge.

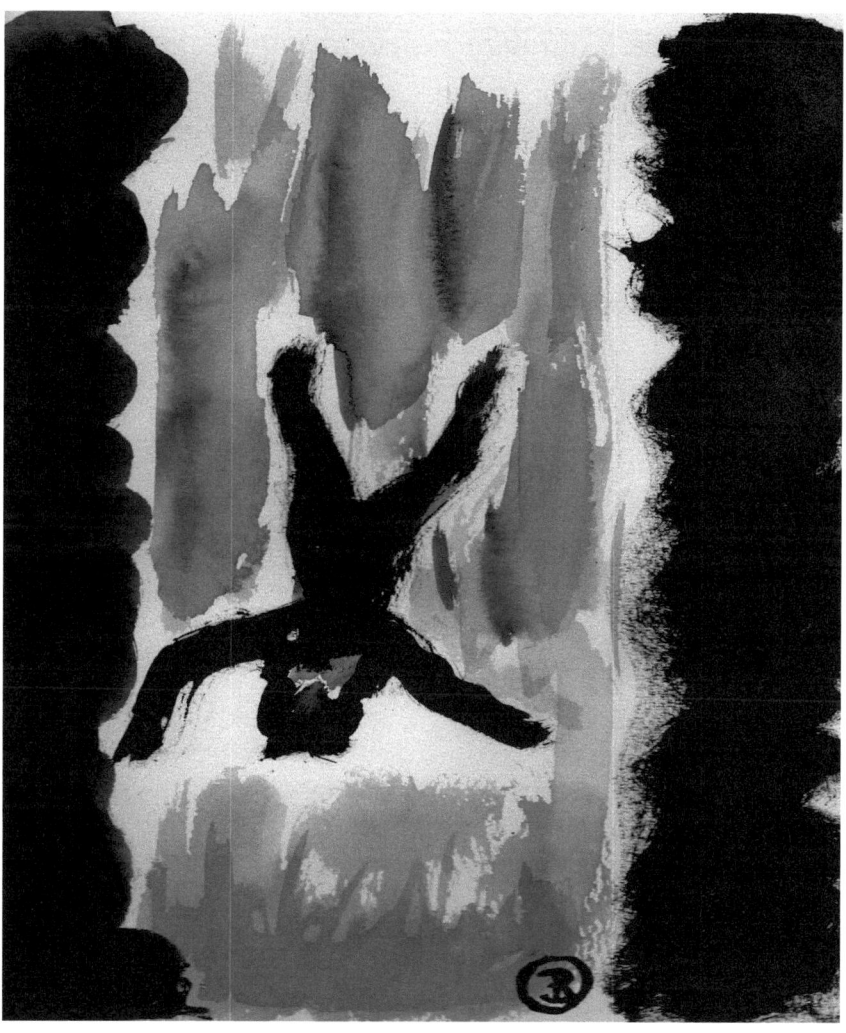

Der Fall

10.1 Die Kognitive Verhaltenstherapie

Zu Beginn etwas zum Wort *Kognition,* was ist damit gemeint?
Wikipedia erklärt den Begriff so:

Zum Begriff der Kognition, welcher traditionell irrtümlicherweise als Gegenbegriff zur *Emotion* angesehen wurde, gehören:

- menschliche Wahrnehmung
- Informationsverarbeitung
- Geist
- Denken
- Emotion und Handeln
- Intelligenz
- Sprache
- Kreativität
- Verstehen
- Urteilen
- Bewerten
- Vorstellungen
- Lernen
- Gedächtnis

Im Mittelpunkt der Kognitiven Therapieverfahren
stehen Kognitionen.
Diese Kognitionen umfassen Einstellungen und
Gedanken, Bewertungen und Überzeugungen.
Die kognitiven Therapieverfahren, zu denen die
kognitive Verhaltenstherapie (KVT) und die Rational
Emotive Verhaltenstherapie (REVT) gehören,
gehen davon aus, dass die Art und Weise, wie wir
denken, bestimmt wie wir uns fühlen und verhalten
und wie wir körperlich darauf reagieren.
Schwerpunkte der Therapie sind:

- die Bewusstmachung von Kognitionen
- die Überprüfung von Kognitionen und die
  Schlussfolgerungen auf ihre Angemessenheit
- die Korrektur von irrationalen Einstellungen
- Transfer der korrigierten Einstellungen ins
  konkrete Verhalten

Die Kognitive Therapie stellt somit die aktive
Gestaltung des Wahrnehmungsprozesses in den
Vordergrund.

Nicht die objektive Realität, sondern die subjektive Sicht der Dinge, also die Wahrnehmungsselektion und die Wahrnehmungsbewertung sind entscheidend für das Verhalten. Affekt und Verhalten sind weitgehend von der Art bestimmt, wie der Mensch die Welt strukturiert.
Soweit so gut, ich finde es relativ gut erklärt.

Dieses Verfahren versucht also, falsche Denkmuster aufzubrechen und sie uns bewusst zu machen. Durch dieses Bewusstwerden kann mit Hilfe des Therapeuten die Richtigkeit überprüft und gegebenenfalls korrigiert werden.
Wenn dann diese Korrekturen in unser normales Tagesverhalten integriert worden sind, kann man wohl davon ausgehen, dass die Therapie erfolgreich war.
Diese Verhaltenstherapie wird in vielen medizinischen Publikationen als sehr effektiv für die Behandlung von Depressionen, Phobien, Panikattacken und auch Essstörungen angesehen.
Dazu werden verschiedene Methoden angewendet, unter anderem das Aufschreiben von automatischen Gedanken und das Gegen-überstellen dieser Gedanken mit Gegenagrumenten.

Durch diese Gegenüberstellung wird versucht, dass fehlerhafte Bild in unserem Kopf zu erkennen und durch diese Erkennung kann eine Korrektur erfolgen. Da dies aber meist in der Kindheit erlernte Fehlinterpretationen sind, ist das leider nicht so einfach, wie es vielleicht im ersten Moment aussieht.

Ein depressiver Mensch interpretiert oft alles, was nicht in sein persönliches Weltbild passt, als Niederlage, er fühlt sich missverstanden und als Versager.

Erfolge werden dabei weitgehend ausgeblendet. Ich habe jedoch auch Kritiken dieser Methode gelesen, die ich Ihnen hier nicht verschweigen möchte.

John Teasdale schreibt unter anderem:

Beck postuliert, dass unrealistische Schemata und gestörte Kognitionen die Ursache der Depression sind. Jedoch hat sich gezeigt, dass diese eher die Folge von Depressionen sind als deren Ursache: In Phasen der Erholung verschwinden die dysfunktionalen Einstellungen.

Rationale Argumente erweisen sich oft, trotz Einsicht des Klienten, als ineffektiv. Somit ist das depressive Denken zustandsabhängig.

Depressiver Realismus: Depressive haben oft bessere Einschätzungen als nicht depressive Menschen darüber, inwieweit sie Aufgaben bewältigen können oder nicht (eine Dysfunktionalität damit fraglich).
Interventionen auf rein kognitiver Ebene reichen nicht aus, da, laut Teasdale, die depressogenen Schemata aus visuellen, auditiven, somatischen und kognitiven Informationen bestehen.
Interventionen müssen die anderen Modalitäten ebenfalls betreffen.

Zumindest der erste und dritte Punkt sind für mich aus meiner Erfahrungswelt absolut schlüssig. Wenn ich nicht depressiv bin, dann fühle ich mich stark, ich sehe nicht hinter jedem Berg die nächste Katastrophe lauern und kann auch mit Negativmeinungen anderer Menschen mir gegenüber recht gut umgehen. Ob ich aber vielleicht unbewusst auch im gesunden Zustand teilweise solches Fehldenken in mir habe, das ließe sich wahrscheinlich nur mit dem erneuten Versuch einer solchen Therapie ergründen.

Dem steht allerdings entgegen, dass ich, wie Sie schon aus dem vorhergehenden Text entnehmen können, ich nicht davon überzeugt bin, das diese Therapie für mich sinnvoll ist.

Mein persönlicher Versuch war sehr negativ was möglicherweise mit dem nicht vorhandenen Vertrauen in den Therapeuten begründet werden kann.
Fakt ist jedoch, das diese Therapie, ungeachtet meiner persönlichen Negativerfahrung große Erfolge verzeichnet und im Moment eine der anerkanntesten und am häufigsten angewendeten Therapien ist.
Die Kosten dafür werden auch ohne Probleme von den deutschen Krankenkassen übernommen.

10.2   Die Interpersonelle Psychotherapie

Diese Therapieform wurde unter anderem von Gerald Klermann in den 70er bis 80er Jahren entwickelt.
Grob zusammengefasst geht sie von der Annahme aus, das Kommunikationsstörungen zu den psychischen Problemen führen.
Diese Therapieform setzt nicht an irgendwelche, eventuell schon sehr lange zurückliegende Ereignisse und ihre Folgen an, sondern beschäftigt sich mit den akuten Problemen und versucht mit dem Patienten zusammen durch Rollenspiele, Hausaufgaben und anderer Techniken die aktuellen Probleme des Patienten in den Griff zu bekommen.
Damit soll der Patient mental auf die bessere Bewältigung zukünftiger Probleme oder negativer Erfahrungen vorbereitet werden. Der Schwerpunkt liegt dabei eindeutig in der zwischenmenschlichen Ebene, also wie wir uns jetzt verhalten und wie dieses Verhalten eventuell angepasst werden kann.
Eine Therapie, die sich um das hier und jetzt kümmert.
Also kein langwieriges Suchen nach Ursachen in der Kindheit.

Die Ziele dieser Therapieform sind:

- Linderung der depressiven Symptomatik
- Verbesserung der interpersonellen Beziehungen
- Tiefgreifende Veränderungen der Persönlichkeitsstruktur werden unterlassen
- Hilfe zum Verständnis der Krankheit und der Beziehung zwischen der Symptomatik und den zwischenmenschlichen Beziehungen

Das hört sich für mich sehr interessant an, eine kurze und laut den Publikationen recht erfolgreiche Therapieform, die nicht nur bei Depressionen eingesetzt wird, sondern auch bei Essstörungen wie Bullemie oder auch in der Paartherapie.

10.3   Die analytische Psychotherapie

Die analytische Psychotherapie ist, zum Gegensatz zur vorhergehenden Kurzzeittherapie, eine Langzeittherapie, die an den genau gegensätzlichen Positionen ansetzt.
Sie versucht durch das Ergründen und Analysieren von Ursachen, welche in der Kindheit und Jugend des erkrankten Menschen liegen und durch die Auseinandersetzung mit dieser Erlebniswelt, eine Heilung herbeizuführen.
Bei dieser Therapie wird ein Zeitrahmen von bis zu 300 Stunden anberaumt, sie wird sowohl als Einzeltherapie und auch als Gruppentherapie angeboten.
Bei dieser Form wird ein enges Vertrauensverhältnis zwischen Therapeuten und Patienten aufgebaut und das ist auch zwingend notwendig, damit sich der Patient genug öffnet.
Wobei natürlich bei allen, von mir kurz vorgestellten Therapien ein enges Vertrauensverhältnis zwischen dem Therapeuten und dem Klienten notwendig ist, dieses Vertrauensverhältnis hier aber noch tiefer sein muss um wirklich erfolgreich zu sein.

Diese Therapieform ist eine abgewandelte und
straffere Form der klassischen Psychoanalyse nach
Freud die zum Gegensatz zu der zeitlich
unbegrenzten Form der Psychoanalyse einen
festen Zeitplan beinhaltet.

Man kann die analytische Psychotherapie auch so
beschreiben:

Es wird durch den Therapeuten versucht, die
Defizite, welche in der Kindheit des Patienten
aufgetreten sind als ungelöste Konflikte im nach
hinein aufzufinden, zu benennen und zu bewältigen.
Darin liegt auch der wesentliche Unterschied zu
Freuds klassischer Psychoanalyse, die ja davon
ausgeht, dass dies nicht mehr möglich ist.

Und damit möchte ich zur nächsten Therapieform
überleiten, die auch auf der klassischen
Psychoanalyse nach Freud basiert, aber seither
auch gewisse Abweichungen erfahren hat.

10.4   Die tiefenpsychologisch fundierte
           Psychotherapie

Diese unterscheidet sich von der klassischen
Psychoanalyse, in dem sie nicht auf dem berühmten
Sofa stattfindet. Der Therapeut und der Patient
sitzen sich bei einer Sitzung gegenüber.
Sie sucht nach dem Unterbewusstem, dass unser
Handeln im hier und jetzt beeinflusst und hat das
Ziel, durch das Erkennen dieses Unterbewussten
zur Bewältigung unserer Probleme beizutragen,
Sie versucht, Muster in unserem zwischenmenschlichen Verhalten zu erkennen, die uns
Probleme bereiten und diese Probleme zu
beseitigen.
Also anders formuliert, Verhaltensmuster, welche in
der Kindheit erlernt und damals als richtig erkannt
worden sind, aber in der heutigen Welt als
kontraproduktiv eingeschätzt werden und uns krank
machen, als solche zu erkennen und
auszuschalten.
Auch diese Behandlungsform ist eine Langzeittherapie, die ein sehr großes Vertrauensverhältnis
zwischen Therapeuten und Patienten voraussetzt.

10.5   Die klientenzentrierte Psychotherapie

Die klientenzentrierte Psychotherapie ist eine, wie ich finde, sehr interessante Therapievariante.
Sie geht davon aus, dass jeder Mensch die Kräfte für seine Heilung in sich selbst findet und dass diese Selbstheilungskräfte durch die Therapie zur Entfaltung gebracht werden können.

Der folgende Absatz ist ein Zitat aus Wikipedea; besser könnte ich das auch nicht in Worte kleiden:

Bedingungslose positive Wertschätzung

gegenüber der Person des Ratsuchenden mit ihren Schwierigkeiten und Eigenheiten. Das Bedürfnis nach bedingungsloser positiver Wertschätzung gehört auch zu den personenzentrierten Grundannahmen über die Natur des Menschen. Die bedingungslose positive Wertschätzung gegenüber dem Klienten kann verschiedene konkrete Interaktionsformen annehmen. So gehört das vorbehaltslose Annehmen des vom Klienten Ausgedrückten dazu, das Ermutigen der ratsuchenden oder leidenden Person ist ebenso eine Grundform des bedingungslosen Wertschätzens wie das Ausdrücken von Solidarität mit dem Klienten (J. Finke, 2004).

Empathie

Empathie ist das einfühlsame Verstehen der Welt und der Probleme aus der Sicht des Klienten und die Fähigkeit, diese Empathie dem Klienten zu kommunizieren. Bei der Empathie als generativem Prinzip von hilfreichen Therapeut-Klient-Interaktionen können verschiedene Formen unterschieden werden. Grundformen der Empathie sind beispielsweise die Wiederholung des Mitgeteilten, die Empathie als Konkretisierung des Gesagten, die Empathie mit Bezug auf das Selbstkonzept des Klienten sowie auch Empathie mit Bezug auf das organismische (= haltungsprägende) Erleben des Klienten.

(nach J. Finke, 2004).

Kongruenz

Kongruenz in seiner Haltung (Echtheit und Wahrhaftigkeit gegenüber dem Klienten). Offenes Wahrnehmen des eigenen Erlebens als Therapeut oder Berater, der mit dem Klienten in einer wechselseitigen Beziehung steht.

Dieses Offen-Sein schließt auch Echtheit in dem
Sinn ein, das Psychotherapeuten und Berater nicht
nur als Fachpersonen in Erscheinung treten,
sondern sie sich auch und besonders als Person
dem Klienten in der Begegnung zu erkennen geben.
Bei der Kongruenz als generativem Prinzip von
hilfreichen Therapeut-Klient-Interaktionen können
zum Beispiel mehrere verschiedene grundsätzliche
Echtheitsformen des Therapeuten unterschieden
werden.

Echtheit im Sinne von Konfrontation mit dem
Klienten, Echtheit im Sinne von Klärung des
Beziehungsgehaltes mit dem Klienten und Echtheit
und Kongruenz im Sinne einer Selbstmitteilung des
Therapeutenerlebens zuhanden des Klienten
(nach J. Finke, 2004).
Die Wirkung von personzentrierter Psychotherapie
und Beratung wurzelt in erster Linie in der
Umsetzung dieser drei Grundhaltungen. Sie prägt
die Beziehung zum Klienten, der sich dank dessen
seiner eigenen Person zunehmend wertschätzend,
empathisch und kongruent zuwenden kann.
(Persönlichkeitswachstum).

Die jeweils konkrete personenzentrierte Interaktion, welche von diesen Grundhaltungen geprägt ist, hat stets zum Ziel, die Inkongruenz der ratsuchenden Person zu reduzieren.

Die konkrete Umsetzung dieser Haltungen ist jedes Mal auf den Klienten abzustimmen und ergibt damit zwangsläufig einen eigenen, personenzentrierten Prozess. Die Wirkung liegt dabei nicht im theoretischen und diagnostischen Expertenwissen über Klienten oder der Anwendung therapeutischer Techniken. Zusätzlich zu diesen sogenannten therapeutischen Grundhaltungen (im empirisch-positivistischen Jargon auch "Therapeutenvariablen" genannt) stellte Rogers drei weitere Bedingungen für eine erfolgreiche Klienten-Therapeuten-Beziehung auf:

Es besteht ein enger psychologischer Kontakt zwischen Klient und Therapeut.

Eine der beiden Personen (der Klient) befindet sich in einem Zustand der Inkongruenz.

Das therapeutische Angebot der Grundhaltungen muss vom Klienten zumindest im Ansatz wahrgenommen werden können.

Wenn alle diese Bedingungen erfüllt sind, ist eine
psychotherapeutische Veränderung möglich.

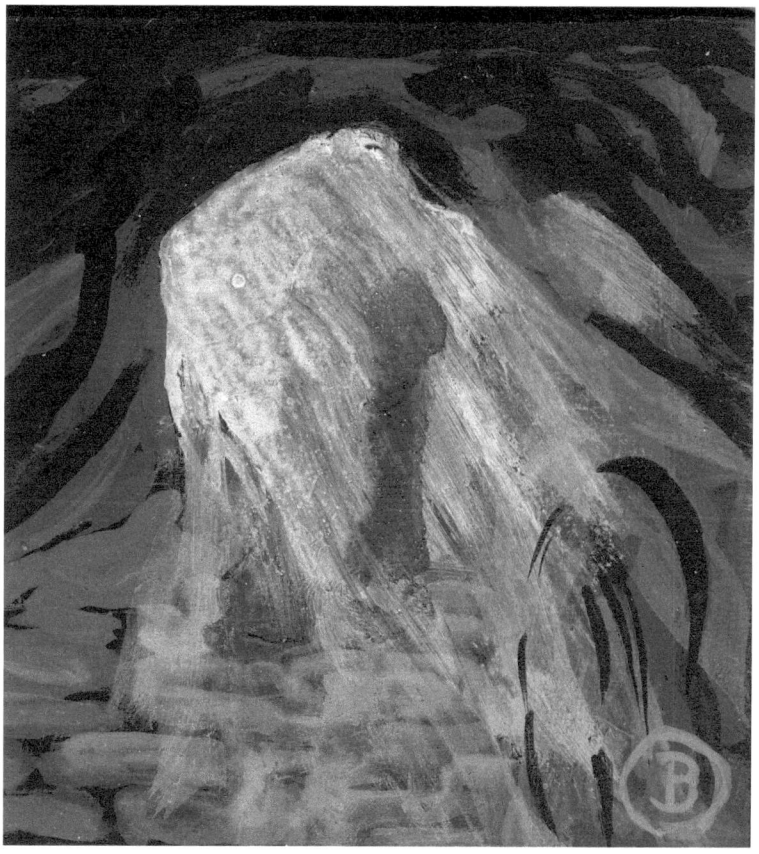

Der Weg

10.6 Die Gestalttherapie

Auch diese Therapieform stellt die Selbstheilungskräfte des Erkrankten in den Vordergrund.

Der *Gestaltbegriff* leitet sich ab aus dem deutschen Verb *gestalten* und meint das Formen eines sinnvollen Ganzen. Eng verbunden mit diesem Begriff sind die Wörter Sinn und Struktur, die beide ebenfalls eine Gesamtheit beschreiben, die in sich kohärent ist.

Das Bilden von Gestalten entsteht auf einem sogenannten Hintergrund, von dem sich die eigentliche Gestalt oder Figur abhebt. Diesen Prozess beschreibt die Gestalttherapie analog zu der Erklärung der Bildung von Wahrnehmung innerhalb der Gestaltpsychologie. So kann sich ein weißer Fleck nur auf dem Hintergrund einer farbigen Fläche abheben oder Linien werden entsprechend dem Hintergrund vervollständigt. Grundsätzlich verneint die Gestaltpsychologie und analog eben auch die Gestalttherapie die Wirklichkeit von vereinzelten Sinnesqualitäten, die isoliert wahrgenommen werden können.

Vielmehr sind die Wahrnehmung und das soziale Leben sowie die Eigenexistenz des Menschen immer Ausdruck einer komplexen Sinngebung. Das „Ganze" ist immer mehr bzw. anders als die Summe seiner Einzelelemente.

Die beiden letzten Therapieformen, auf welche ich im Rahmen dieses Buches eingehen möchte, leiten sich von der humanistische Psychologie ab. Diese sagt als Hauptmerkmal, dass sich nur eine gesunde und schöpferische Persönlichkeit mit dem Ziel der Selbstverwirklichung entfalten kann. Ich finde, da ist viel Wahres dran, und da ich der Meinung bin, dass viel mehr in uns steckt, als wir oft von uns selber denken, ist dieser Ansatz meiner Ansicht nach nicht der schlechteste.

Da ich selbst natürlich nicht alle diese verschiedenen und auch sehr unterschiedlichen Therapieformen ausprobieren konnte und auch nicht wollte, kann ich nicht zu jeder eine genaue persönliche Beschreibung liefern.

Ich habe also diese Informationen teilweise aus anderen Publikationen zusammengetragen, sie teilweise zitiert und interpretiert.

10.7 Die Lichttherapie

Bei leichten bis mittelschweren depressiven Episoden im Rahmen einer saisonalen Depression kann die Lichttherapie angewendet werden. Hierbei sitzen die Patienten täglich etwa 30 Minuten vor einem Leuchtschirm, der helles weißes Licht ausstrahlt. Bei Ansprechen der Therapie kann diese über die gesamten Wintermonate hinweg durchgeführt werden. Selbst wenn Sie nicht an einer reinen, winterlich bedingten Depression leiden, so ist die Anwendung dieser Therapie auf jeden Fall positiv zu bewerten.

Schaden wird es Ihnen mit Sicherheit nicht und es hat auch keine negativen Auswirkungen auf die Haut, wie zum Beispiel der tägliche Besuch auf der Sonnenbank im Solarium.

10.8 Die Soziotherapie

Die Soziotherapie ist keine Therapieform im klassischen Sinne sondern eine Versorgungs-leistung der Krankenkassen.

Diese Form der Behandlung ist in Deutschland im Jahr 2000 eingeführt worden, um Patienten mit schweren psychischen Erkrankungen eine zusätzliche Hilfe zu bieten und um Klinikaufenthalte zu vermeiden oder zu verkürzen. Sie beinhaltet Trainings- und Motivationsmethoden sowie verschiedene Koordinierungsmaßnahmen.

Die Soziotherapie wird von extra dafür geschulten Sozialarbeitern durchgeführt und kann ein wichtiges Mittel sein, um wieder im normalen sozialen Leben zurechtzukommen.

Diese Mitarbeiter bieten Ihnen bei Bedarf Hilfe bei Behördengängen, bei einer Wohnungssuche oder bei der Wiedereingliederung in den normalen Arbeitsprozess an.
Wenn Sie der Meinung sind, dass eine Soziotherapie in Ihrer konkreten Situation für Sie eine Hilfe wäre, können Sie diese bei Ihrer Kassenärztlichen Vereinigung beantragen.

10.9

Die elektrische/elektromagnetische Stimulation

Diese Form der Therapie kommt bei schweren Depressionen, die weder auf medikamentöse noch auf Gesprächstherapien ansprechen, zur Anwendung und ist trotz ihres (möglicherweise unbegründeten) schlechten Rufes teilweise sehr erfolgreich. Das ist wie mit so vielen Dingen im Leben, in der Not frisst der Teufel Fliegen, heißt wenn jemand an einer schweren Depression leidet wird er, egal wie schlecht der Ruf der Ihm angebotenen Therapie auch sein mag, den Strohhalm ergreifen, der ihn vielleicht doch vor dem Ertrinken rettet. Hier möchte ich Ihnen eine kleine Beschreibung geben, wie so eine Behandlung abläuft, die ich gefunden habe. Der Patient wird für kurze Zeit in eine Vollnarkose versetzt. Dann erfolgt eine medikamentöse Behandlung, die Muskelkrämpfe verhindert. Im weiteren wird ein sehr schwacher elektrische Strom für einen Zeitraum von 3-6 Sekunden in das Gehirn gesendet.

Die Gesamtzahl der Sitzungen liegt zwischen 4 und 20, bei 2 - 3 mal pro Woche. Die Behandlung ist auf auf eine schnelle, positive Reaktion eingestellt. In selten Fällen kann die Therapie wegen Ineffizienz verlängert werden. Die elektromagnetische Behandlung von Depressionen ist in Ihrer Funktion und Wirkungsweise noch lange nicht erforscht, gewinnt jedoch in den letzten Jahren zunehmend an Bedeutung. Auch in der Hirnforschung und bei der Behandlung von anderen schweren Erkrankungen wie Parkinson und Schizophrenie sind mit dieser Methode schon beeindruckende Erfolge erzielt worden. Die auftretenden Nebenwirkungen sind gering und zeitlich, im Vergleich zu den herkömmlichen Medikamenten, sehr begrenzt.
Weiterhin finden Sie, wenn Sie Interesse daran haben, noch alle möglichen alternativen Therapien wie Geistesheilung, besondere Ernährungs-konzepte, Alexander-Technik, Bachblütentherapie, Farbentherapie, Kinesiologie, Quigong, Reflextherapie, Homöopathie und der traditionellen chinesischen Medizin oder der Akupunktur. Damit ist die Aufzählung der angebotenen Therapieformen bei weitem nicht vollständig.

Es durchaus möglich das diese Behandlungs-
methoden dem einen oder anderen Erkrankten
helfen, vielleicht aber hilft ihm einfach auch nur der
Glaube daran.

Aber es spielt eigentlich auch keine Rolle, wenn es
dem Erkrankten hilft, ist es eine gute Methode für
diesen Menschen.
Schwierig wird es nur, wenn sich hinter diesen
Angeboten skrupellose Geschäftemacher
verbergen, die die erkrankten Menschen ausnutzen
wollen, um sie abzuzocken.

Da der Kranke wahrscheinlich nach jedem
Strohhalm greift, ganz gleich wie fragwürdig das
Ganze auch ist, so sollten doch die engeren
Kontaktpersonen ein Auge auf solche Gefahren
haben und es dann notfalls auch mal hinterfragen.
Verbieten kann man wohl manche dieser Therapien
nicht, das ist wohl der Preis der Freiheit.

11 Einige persönliche Gedanken zu den vorher-
gehenden Themen

Ich habe im Laufe der Jahre einige Therapien
ausprobiert, und auch wenn ich nicht sagen kann,
dass eine von Ihnen mich komplett geheilt hat, so
war jedoch keine dieser Behandlungen nutzlos.
Und aus jeder habe ich etwas gelernt und positives
für mich herausgezogen.
Ein großes Problem für uns alle sind leider die
enormen Wartezeiten. Die Diagnose steht und der
Arzt gibt eine Empfehlung über die Form und Art
der Therapie ab, die er als medizinisch sinnvoll
erachtet.

Dann bekommen Sie eine Liste mit den zugelassenen
Psychotherapeuten, ihrer Spezialisierungsrichtung
und den Kontaktdaten in die Hand gedrückt.

Ich habe mir dann zuerst diejenigen markiert, bei
denen mir eine Behandlung am erfolgreichsten
erschienen ist.

Dann greift man zum Telefon, versucht einen
Termin für eine Vorstellung zu erhalten und damit
fangen die Probleme für Sie an.

Die meisten Therapeuten haben Wartelisten selbst für einen Erstkontakt oder sagen gleich klipp und klar sie sind voll, da kommen Sie nicht einmal auf die Warteliste. Vielleicht gehören Sie auch zur Minderheit der privatversicherten Patienten und die Situation sieht etwas besser für Sie aus, ich kann hier nur von der Situation als Kassenpatient berichten.

Bei den Therapeuten, die wenigstens eine Warteliste haben, sollten Sie sich ganz schnell eintragen. Dann schaut man auf die zweite Wahl und macht das ganze Spiel von vorne.

Haben sie dann irgendwann einen Termin schaut sich der Therapeut erst einmal an, ob Sie denn auch in sein Behandlungsschema passen. Haben Sie auch diese Hürde genommen, werden Probesitzungen vereinbart, in denen beide Seiten die Möglichkeit haben zu entscheiden, ob eine Zusammenarbeit möglich ist. Beide Seiten, also auch Sie als Betroffener. Es ist wichtig, dass Sie ein gutes Gefühl haben und Vertrauen aufbringen können, denn ohne Vertrauen geht es gar nicht. Ein guter Therapeut erkennt nicht vorhandenes Vertrauen und wird Sie daraufhin ansprechen.

Tut er das nicht, aber Sie merken, dass Sie kein Vertrauen aufbringen können, dann tun Sie sich selbst den Gefallen und äußern Sie Ihre Zweifel. Entweder dem Therapeuten gegenüber oder auch zu Ihrem behandelnden Arzt.
Einmal habe ich den Fehler gemacht und nicht auf mein Bauchgefühl gehört.

Ich hatte eine Therapie begonnen, die ich eigentlich innerlich ablehnte. Das habe ich zwar dem Therapeuten gesagt aber der hat sich darüber hinweggesetzt und die Geschichte endete dann auch mit einem vorzeitigen Abbruch. Das ist natürlich sehr ärgerlich, da hat man eventuell ein halbes Jahr gewartet und weiß, dass die nächste Möglichkeit wieder warten bedeutet.
Aber glauben Sie mir, es kommt nichts gescheites raus, wenn Sie nicht selbst überzeugt sind und damit auch bereit sind in Ihrer Therapie mitzuarbeiten.

Bei diesem Therapeuten hatte ich kein Vertrauen in die Person und noch dazu hatte ich kein Vertrauen zu der speziellen Methode. Vielleicht lag es aber auch daran, das ich mich zu dieser Zeit in einer absolut schweren Phase befunden habe, sozusagen am Grunde eines tiefen, schwarzen Loches.

Ein Grundwissen über mich und meine
Befindlichkeit blieb mir auch in den schlimmsten
Phasen meiner Depressionen erhalten und da ich
wusste, dass ich ganz, ganz unten war, habe ich mir
und meinem Urteilsvermögen nicht getraut.
Der erste Alarmpunkt war, dass der Therapeut auf
meine Frage, ob er selbst jemals in irgendeiner
Form psychische Probleme hatte, dies verneinte.
Ich glaube nicht, das es einen Menschen ohne ein,
wenn vielleicht auch nur kleines Problem in dieser
Richtung überhaupt gibt, wenn aber doch, glaube
ich nicht, dass dieser Mensch mir oder anderen
Patienten irgendwie helfen kann.
Da ich mir nicht vorstellen kann, dass so ein
Therapeut das erforderliche Einfühlungsvermögen,
auch Emphatie genannt, überhaupt aufbringen
kann.

Landläufig wird ja oft gesagt, Psychologen
studieren nur dieses Fach, um sich selbst zu
therapieren, vielleicht ist da wirklich was dran.

Ich möchte jedenfalls nicht von einem Menschen
behandelt werden, der von sich behauptet, er hat
nie Probleme.

Wenn also der Therapeut von sich sagt, „ja so
etwas hatte ich schon", dann ist dies erstens für
mich ein Vertrauensbeweis und zweitens gibt es mir
die Hoffnung, dass er sich (hoffentlich) gut in mich
und meine Probleme hineinversetzen kann und
wenn er es geschafft hat, seine Probleme zu
bewältigen, dann schaffe ich es vielleicht mit seiner
Hilfe auch. Oft sind es ja auch, die im Rückblick so
betrachteten Kleinigkeiten, welche einem im
Rahmen einer Therapie geholfen haben.

Mein erster Therapeut, ich weiß heute nicht mehr
welche Fachrichtung er vertrat, machte mit mir
einen Test.
In diesem Test, ganz klassisch auf Papier, musste
ich viele Fragen beantworten. Der Sinn des Testes
war herauszufinden wie viele Anteile vom
Melancholiker, Phlegmatiker, Sanguiniker oder
Choleriker in mir stecken. Bei mir ergab damals
dieser Test, dass bis auf den Sanguiniker, der wohl
nicht vorhanden war, die anderen Anteile
annähernd gleich stark ausgeprägt waren. Er
erklärte mir, dass diese Ausprägung, die sich
teilweise widerspricht, in mir sozusagen einen
inneren Kampf und damit meine Probleme
auslösen.

Inwieweit diese Theorie noch dem gegenwärtigen Stand der Wissenschaft und Forschung entspricht, weiß ich nicht, aber für mich war es damals eine große Hilfe. Ich konnte mir das sehr gut bildlich vorstellen und was noch wichtiger für mich war, auch akzeptieren. Noch ein kleines Beispiel aus dieser Zeit.

Ich habe ihm in den Gesprächen auch von meinen Problemen, die ich manchmal mit dem sehr cholerischen Temperament meines Vaters habe erzählt. Und er hat mich dann gefragt:

Glauben Sie, dass Sie Ihren Vater noch ändern können?

Worauf ich ihm nach kurzer Überlegung antwortete: Nein, das glaube ich nicht.

Seine nächste Frage war: Und was glauben Sie erreichen Sie damit, dass Sie sich über Ihn aufregen? Meine Antwort war: Nichts.

Damit hatte dieser Therapeut mit wenigen klugen Fragen erreicht, dass ich für mich einen Weg fand und mit meinem Vater auf einer vernünftigen Basis umgehen kann. Seitdem bleibe ich in Situationen, in denen er sich mal wieder aufputscht, rumschreit und alle anderen mit seiner cholerischen Art auf die Palme bringt, ruhiger und gelassener.

Für diese Erkenntnis und Hilfe werde ich dem Mann ewig dankbar bleiben, sie hat mir vieles im Leben erleichtert.

Leider verschwand mein Therapeut dann ohne Vorwarnung in den Westen und ich muss leider sagen, ich habe nie wieder einen gefunden, der mir so gut geholfen hat wie dieser in relativ kurzer Zeit.

Vielleicht liest er ja durch Zufall dieses Buch, erinnert sich und meldet sich bei mir. Darüber würde ich mich wirklich sehr freuen. Er hat damals in Sassnitz praktiziert, vor über 30 Jahren. Heute allerdings setze ich für mich mehr auf die medikamentöse Behandlung. Ich nehme, wenn ich mich stabil und gesund fühle, die Erhaltungsdosis meines Antidepressivas und fahre das Präparat, wenn ich merke das die Symptome einer erneuten depressiven Phase einsetzen, in Absprache mit meinen Hausarzt hoch. Das können aber mit Sicherheit nicht alle Betroffenen so machen und ich möchte auch Sie nicht dazu aufrufen! Es ist ja in meinem Fall auch das Ergebnis von langjähriger Erfahrung mit der Erkrankung, dem Umgang mit den Medikamenten und einer intensiven Auseinandersetzung mit dem Thema Depression.

Und natürlich kann ich auch nicht vorher wissen, ob es beim nächsten Krankheitsschub auch wieder so problemlos funktionieren wird, denn jede depressive Phase ist anders. Denn es ist gleich, ob Sie schon zehn oder noch mehr depressive Phasen hinter sich haben, keine davon ist gleich. Beim Beginn der bisher letzten Phase vor gut einem Jahr hatte ich sehr großes Glück. Ich habe die Zeichen sehr früh erkannt und konnte schnell reagieren.
Durch die Einnahme der Erhaltungsdosis ist die Zeit, bis die Wirkung des Medikamentes einsetzt, sicherlich etwas verkürzt. So konnte ich durch die rasche Erhöhung der Dosis die Schwere der Episode noch vermindern.

Das sind aber nur meine ganz persönlichen Einschätzungen und Erfahrungen, ich möchte keinen Anspruch auf Verallgemeinerung meiner persönlichen Erfahrungen anmelden. Vermutlich wird auf längere Sicht gesehen jeder Patient mit dieser Erkrankung ähnliche Erfahrungen machen. Diese, von mir erwähnte Phase habe ich als leicht in Erinnerung, die Suizidgedanken waren bei weitem nicht so vorherrschend und die Mühle im Kopf drehte sich etwas langsamer als bei den vorhergehenden depressiven Phasen.

Aber trotz dieses ausgesprochen milden Verlaufes hat diese Episode doch auch ein halbes Jahr gedauert und ich habe erst nach vier Monaten ganz vorsichtig die Dosis wieder auf mein übliches Erhaltungsniveau heruntergefahren.
Und, liebe Leserinnen und Leser, ich möchte Sie noch einmal darauf hinweisen, dass ich trotz eigenverantwortlicher Medikamentation meinen Arzt informiert habe, damit ich im Falle des Misserfolges auch von ihm weitere Hilfe bekommen kann.
Aber es ist eben auch wichtig, dass man sich mit seiner Erkrankung intensiv auseinandersetzt, Stichwort Eigenverantwortung.

Eigenverantwortung bedeutet in diesem Zusammenhang für mich, das ich in der akuten Phase einer Depression alles daran setze, um aus dem Loch wieder herauszukommen.
Aber danach, wenn es wieder besser geworden ist, sollte unbedingt eine Aufarbeitung erfolgen. Diese Aufarbeitung kann mit der Hilfe von Therapeuten erfolgen, aber auch durch Selbstbeobachtung und Selbstanalyse.

Die Ihnen verschriebenen Medikamente sind sehr wichtig, aber sie sind eben nur die eine Seite der Medaille. Ich schreibe das, obwohl ich eine diagnostizierte endogene Depression habe. Diese endogene Depressionen werden heute in der medizinischen Fachsprache als rezidivierende depressive Störungen bezeichnet.

Diese endogenen Depressionen sind die klassische, seit langem bekannte Form einer Depression. Diese Unterteilungen in verschiedene Formen von Depressionen sind natürlich auch Veränderungen ausgesetzt. Es kommt ständig neues Wissen aus der Forschung hinzu. Allerdings bedeutet der Begriff ‚endogen‘ nicht, dass die äußeren Bedingungen auf den Verlauf und die Schwere Ihrer depressiven Erkrankung keinen Einfluss haben. Sie befinden sich als denkende und handelnde Persönlichkeit nicht im luftleeren Raum, auf Sie wirken ständig Einflüsse Ihrer Umwelt ein.

Dieses Märchen erzählt meine Mutter heute immer noch, obwohl ich glaube, dass Sie inzwischen ein bisschen ahnt, dass dies nicht ganz so stimmt.

Wir sollten einmal daran denken, wie sehr sich das Bild der Krankheit Depression, bei allen leider noch vorhandenen Defiziten, in der Öffentlichkeit verändert hat.

Im Deutschland der Nazizeit ist versucht worden, diese Krankheit im Rahmen des sogenannten Euthanasieprogramms auszumerzen. Und die Betroffenen gleich mit!
Meine Mutter ist in der Zeit des zweiten Weltkrieges geboren, sie hat miterleben müssen, wie sich meine Großmutter Zeit Ihres Lebens verstellt hat. Niemand sollte ja mitbekommen, das sie unter Depressionen leidet.

Nach dem dritten Kind war Sie wohl doch so auffällig krank, dass sie es nicht mehr verbergen konnte und zwangssterilisiert worden ist.

Nun geht die Wissenschaft beim heutigen Stand der Forschung auch von einer erblichen Komponente beim Auftreten von Depressionen aus, aber die Zeiten von Zwangssterilisierungen oder Euthanasie sind zum Glück vorbei.

Wenn ich bei der Generation meiner Mutter also gut verstehen kann, warum Sie so denkt und sich hinter dem Wort endogen versteckt, so wenig Verständnis habe ich, wenn dies die jüngere Generation tut.

An den Erbfaktor glaube ich aber schon, eigentlich ist meine Familie ein Paradebeispiel dafür. Nachweislich seit vier Generationen mütterlicherseits leiden alle Personen ohne Ausnahme an Depressionen. In der heutige Zeit geht die Medizin bei der Behandlung dieser Depressionsform davon aus, dass zwar eine Pharmatherapie unerlässlich ist, aber auch die Psychotherapie und die Soziotherapie genau so wichtig für eine erfolgreiche Heilung sind. Das *Max-Planck-Institut für Psychiatrie* in München hat sehr interessante Forschungen auf diesem Gebiet durchgeführt. Bekannt geworden in der breiteren Öffentlichkeit ist das Institut durch die Behandlung des Fußballstars Sebastian Deisler.
Professor Florian Holsboer hat die Möglichkeit gut genutzt, um mit diesem prominenten Beispiel etwas Positives für die öffentliche Meinung über diese Krankheit zu bewirken. Und Sie, liebe Leserinnen und Leser möchte ich bitten, wenn Sie den Mut und die Kraft finden, dann outen Sie sich mit Ihrer Krankheit in der Öffentlichkeit.

Damit können Sie vielen anderen Erkrankten helfen,
die nicht die Kraft dazu haben.
Andererseits findet man leider auch irgendwelche
Politiker wie den Herrn ....der in seiner
Antrittsrede als neuer Parteivorsitzender der SPD
nichts besseres zu tun hatte, die schwere
Erkrankung Depression als Modewort zu
missbrauchen.

12   Für Sie als Angehörige

Zuerst einmal möchte ich Ihnen meinen Respekt aussprechen.
Das schreibe ich, weil ich ansatzweise eine Vorstellung davon habe, wie schwer es sein muss, mit einem an Depression erkrankten Menschen zusammen zu leben. Ich habe am Anfang dieses Buches schon beschrieben, dass ich meine Gedanken, die in einer depressiven Phase auftreten, selbst nicht mehr ganz nachvollziehen kann. Wie also sollen Sie als Angehörige eines Erkrankten das können.

Ein bis dato vielleicht sehr lebenslustiger Mensch verwandelt sich in kurzer Zeit in ein in tiefster Traurigkeit versinkendes Wesen, dass nicht in der Lage ist, die normalen täglichen Notwendigkeiten zu verrichten und auch nicht benennen kann, was ihm eigentlich fehlt. Das ist für außenstehende Personen sehr schwer zu begreifen und trotzdem ist der Kranke auf Ihre Hilfe und Ihr Verständnis angewiesen.

Zuerst sollten Sie sich informieren und wenn möglich, mit dem behandelnden Arzt sprechen. Sammeln Sie so viele Informationen über die Krankheit, wie es Ihnen möglich ist. Ich denke nicht, dass ich hier noch mal betonen muss, dass solche Sätze wie „jetzt reiß dich mal zusammen" rein gar nichts bringen.

Wer dieses Buch bis hierher gelesen hat, der sollte so etwas auch nicht mehr sagen.

Was also können Sie tun ?

In erster Linie zuhören oder, wenn der Kranke über seine Krankheit noch nicht reden kann oder will, sollten Sie Ihre Bereitschaft zur Hilfe und Ihr Verständnis immer wieder bekunden. Aber drängen Sie sich bitte nicht auf, machen Sie deutlich, dass Sie da sind und auch bleiben werden. Wenn der Erkrankte dann Ihnen gegenüber reden möchte, bitte bewerten Sie nicht alles kritisch oder gar sofort. Vieles von dem was Sie eventuell hören werden, hat auf Grund dieser Erkrankung mit rationalen Fühlen und Denken nichts, aber auch gar nichts zu tun.

Reagieren Sie z.B. völlig entsetzt auf geäußerte Suizidgedanken wird es sich der Betroffene beim nächsten mal dreimal überlegen solche Gedanken Ihnen gegenüber auszusprechen. Und wenn diese Gedanken und Überlegungen in die Tat umgesetzt worden sind, ist es für jede Hilfe zu spät.

Das soll selbstverständlich nicht bedeuten, dass Sie das gutheißen sollen, aber bleiben Sie ganz ruhig und versuchen Sie ganz behutsam auf den Erkrankten einzuwirken.

Es ist ein wirklich ein Höchstmaß an diplomatischen Geschick und Einfühlungsvermögen, welches da von Ihnen verlangt wird; es wird mit Sicherheit nicht immer einfach sein. Jedes Wort, das Sie erwidern, wird auf die Goldwaage gelegt werden, weil Ihr Gegenüber auf alles überempfindlich reagiert und oftmals jede Diskussion als gegen seine Person gerichtet auffasst. Und trotzdem, egal wie verkehrt Ihre Hilfe aufgenommen wird, es ist alles besser als wenn Sie weglaufen.

Richten Sie sich darauf ein, dass eine Depression nicht kurzfristig, von ganz allein wieder verschwindet, sondern dass dies ein langer Weg bis zur Genesung sein wird.

Und auch wenn ein Tag mal besser als ein anderer ist, so kann es morgen oder übermorgen schon wieder ganz schlimm sein. Bieten Sie Ihre Hilfe an, z.B. mit zum Arzt zu gehen und ermutigen Sie den Erkrankten zu Dingen, von denen Sie wissen, dass sie seinen Interessen entsprechen. Aber auch hier gilt: nicht drängeln, nur Angebote machen. Sie können ja vielleicht Pflichten übernehmen, so dass mehr Zeit vorhanden ist und das gemeinsame Leben ruhiger wird.

Überhaupt wird vieles, was sonst normal war, nicht mehr so möglich sein.

Was meine ich mit normal?

Die Mutter, die sich zum Beispiel meistens mehr um die Kinderbetreuung gekümmert hat und dies jetzt einfach nicht mehr schafft oder das Kochen, das Putzen, einfach das tägliche Einmaleins des Haushaltes. Oder der Besuch eines Sportvereins, des Stammtisches usw., alles was sonst vielen Menschen Freude bereitet, ist jetzt eine Qual. Soweit der Kranke es versuchen will, sollten Sie Ihn daran nicht hindern.

Ich möchte hier ein ganz einfaches und alltägliches Beispiel geben:

Normalerweise wäscht er nach dem gemeinsamen Frühstück ab. Das macht er jetzt auch, aber das ganze dauert zehnmal so lange wie gewohnt.

Es wäre falsch verstandene Hilfe ihm zu sagen, ich mache das, es geht bei mir schneller oder du bist zu langsam.

In diesem Moment denkt derjenige automatisch, selbst dafür bin ich nicht mehr nutze „ich bin eine Last für meine Familie".

Auch kommt es häufig vor, dass depressive Menschen sehr aggressiv wirken, sie kompensieren Ihre eigenen Versagensängste durch eine nach außen gerichtete Aggression.

Es ist schon im Normalfall eine „Mission impossible" auf die Frage einer Ehefrau „bin ich zu dick" so zu antworten, dass Mann nicht falsch verstanden wird. Bei einem Depressiven ist es um die tausendmal schwieriger. Versuchen Sie unbedingt auch Hilfe für sich selbst zu erhalten, indem Sie zum Beispiel andere Familienangehörige oder Freunde um Mithilfe bitten.

Ganz schnell werden Sie sonst selber von den Sorgen aufgefressen und geraten in eine Überforderung.

Dabei kann Ihnen das Internet eventuell eine große Hilfe sein. Erstens als eine fast unerschöpfliche Quelle von Informationen aber auch als Austauschplattform mit anderen Menschen, die gleiche oder ähnliche Probleme haben.

Versuchen Sie, so viel es Ihnen möglich ist von Ihren eigenen Interessen, Hobbys und überhaupt Ihrem bisher gewohnten Leben weiterzuführen, sprich schaffen Sie sich Freiräume, damit Sie nicht von der Krankheit in Ihrem Umkreis mit aufgefressen werden. Je ausgeglichener Sie sind, um so besser ist es für den Erkrankten.

Und noch etwas sollten Sie beherzigen. Ist der Erkrankte wieder gesund, wird er oder sie sicher wieder viele Dinge die Sie übernommen haben wieder selbst machen wollen.
Sie sollten aber gemeinsam überlegen, ob nicht vielleicht eine generelle andere Aufgabenteilung für beide Seiten von Nutzen sein könnte.

Beim Schreiben dieser Zeilen fällt mir eine, jetzt etwa sieben Jahre alte Begebenheit ein.

Ich hatte während dieser Zeit eine sehr schwere und lang andauernde depressive Phase, die sich über ein Jahr hinzog. Wir saßen beim Abendessen und ich weiß heute nicht mehr, was so lustig war, aber ich musste auf einmal lauthals lachen.

Dieses Lachen war für den Rest der Familie so unerwartet, es kam wie gesagt über ein Jahr lang nicht vor, dass sie völlig erstarrt wirkten und schauten, umgangssprachlich genannt „wie eine Kuh wenn es donnert". In dieser Zeit habe ich mich relativ schnell erholt, aber es war nicht so einfach wieder ein normales, gesundes Miteinander zu finden. Auch dafür bedarf es dann einiger Geduld.

13. Das Internet - Hilfe oder nicht?

Diese Frage ist gar nicht so einfach zu beantworten, in meinen akuten Depressionsphasen habe ich es meist gemieden. Anders als in einem persönlichen Gespräch fehlen ja im Internet wichtige, zwischenmenschliche Kommunikationsmerkmale, wie zum Beispiel die Körpersprache. Daher ist die Gefahr eines Missverständnisses dort weitaus größer. Außerdem ist es so, dass die Hemmschwelle in einem Internetchat weitaus geringer ist als bei einem persönlichen Gespräch. Es ist also nicht ganz ungefährlich, in einer hoch depressiven Phase zu viel im Internet von sich preiszugeben. (Das sollte man auch sonst besser unterlassen). Die Gefahr ist leider sehr groß, persönlich angegriffen und verletzt zu werden und möglicherweise gibt man auch Dinge von sich preis, die man im gesunden Zustand nie geschrieben hätte. Das Netz vergisst nichts!

Auf der anderen Seite kann der Austausch mit anderen Erkrankten in Selbsthilfegruppen durchaus auch ein wenig Mut machen oder Isolationen aufbrechen.

Zur reinen Information ist das Internet unschlagbar und damit besonders Angehörigen zu empfehlen.

Auch empfehlen würde ich es Ihnen als Erkrankter, um später, wenn man wieder gesund ist, ein Netzwerk aufzubauen, in dem man sich zum Beispiel in einem Selbsthilfeforum weiter engagiert. Das gibt anderen Menschen Mut und Stärke, es bietet Ihnen Hilfe, wenn Sie eventuell erneut erkranken.

Im Anhang, liebe Leser, finden Sie eine kleine Auflistung von Internetseiten die für Sie eventuell hilfreich sein können.

14.   Wieder gesund

Sie haben es geschafft, die depressive Phase ist
vorbei.

Ist jetzt alles vergessen, wieder zurück in Ihr altes
Leben?

Das kann man tun, aber wie groß ist die Gefahr,
dass Sie bald wieder in der Depression landen?

Zuerst einmal sollte nach der akuten Depression
eine Aufarbeitung im Rahmen einer wirklich guten
und auf Sie zugeschnittenen Therapie erst richtig
beginnen. Denn in der akuten Phase sind sie dazu
kaum in der Lage, ganz davon abgesehen, dass die
Wartezeiten ja sowieso so lang sind, dass sie kaum
sofort eine Therapie bekommen werden.

Auch wenn Sie vielleicht nicht 100prozentig
erreichen werden, dass die Erkrankung nicht wieder
kommt, so kann man doch einiges dafür tun, dass
sie nicht so schnell und nicht so häufig wiederkehrt.
Da sind wir dann wieder bei der
Eigenverantwortung.Es gibt leider Dinge, die kann
man nicht beeinflussen. So zum Beispiel
Erbfaktoren oder eine gewisse Disposition, aber es
gibt vieles was man machen kann.

Haben Sie bei Ihrer Selbstanalyse oder mit der Hilfe des Therapeuten festgestellt, dass Sie sich ständig überfordern? Denken Sie, ohne Sie läuft es einfach nicht richtig, oder sind Sie der Überzeugung immer der oder die Beste sein zu müssen?

Das ist eine natürlich eine Charaktereigenschaft, aber auch ein erlerntes Verhaltensmuster. Dieses Verhaltensmuster kann man durch die Anwendung kognitive Verhaltenstherapie erlernen zu durchbrechen.

Sehr wichtig ist, sagen Sie auch einmal: Nein!

Hören Sie auf die kleinen Alarmsignale Ihres Körpers, eine Überforderung kommt nicht über Nacht, es staut sich über eine längere Zeit an.

Machen Sie Pausen, planen Sie Erholungsphasen ein und geben Sie Verantwortung an andere Menschen ab.

Hören Sie auf das eigene Bauchgefühl, oft merkt man schon das einem Dinge nicht gut tun und macht trotzdem weiter. Vielleicht aus einem falsch verstandenen Verantwortungsgefühl heraus?

Ich neige dazu, Dinge die ich angefangen habe, unbedingt und unter allen Umständen auch zu Ende bringen zu wollen. Es fällt mir unheimlich schwer loszulassen, einfach zu sagen, das schaffe ich nicht.

Oft ist es auch so, wenn die depressive Phase sehr lange andauerte, haben sich einfach ganz neue Strukturen gebildet. Andere Familienangehörige haben vielleicht Aufgaben übernommen, die Sie vorher erledigt haben.

Sie sollten gemeinsam überlegen, was davon auch weiterhin so gehandhabt werden kann, natürlich ohne dass Sie sich ausgegrenzt oder nutzlos fühlen oder andere Familienmitglieder überlastet werden. Vielleicht wird durch diese Neuaufteilung der Zuständigkeiten auch ein Stressfaktor für die Zukunft abgebaut. Überdenken Sie ihre Ziele und Wünsche, was ist davon realistisch, was könnte Sie überfordern.

Versuchen Sie nicht alles so ernst zu nehmen, Lachen ist viel gesünder. Möglicherweise sind auch Ihre sozialen Kontakte durch die Erkrankung etwas strapaziert worden.

Haben sie Geduld mit Ihren Freunden und Bekannten und Verständnis für die Menschen, die vielleicht nicht so gut damit umgehen konnten.

Versuchen Sie diese Kontakte wieder besser zu pflegen.

Das gleiche gilt natürlich auch für den inneren Zirkel, Ihren Partner, Kinder, Eltern usw.

Denken Sie daran, dass es auch für diese Menschen sehr schwer war und vielleicht lassen Sie sich ein kleines Dankeschön einfallen.

Auch wichtig ist eine ausgewogene Ernährung und Strukturen im alltäglichen Tagesablauf sowie viel Bewegung an der frischen Luft.

Beobachten Sie sich und gehen Sie rechtzeitig zum Arzt, wenn Sie das Gefühl haben, die Erkrankung beginnt wieder von Ihnen Besitz zu nehmen.

Ich hoffe, dieses kleine Buch hat Ihnen ein bisschen geholfen und ich wünsche allen Lesern eine lange, glückliche und vor allem depressionsfreie Zeit.

Anhang

Die nachfolgend aufgeführte Internetseite habe ich für meine Recherchen genutzt.

http://de.wikipedia.org/wiki/Depression

Das ist die Adresse für die von mir genutzten Quellen.

http://www.depressionen-depression.net/goldberg/goldberg-test.htmn

Der Goldberg-Test gibt Ihnen die Möglichkeit, sich über Art und Schwere einer depressiven Erkrankung selbst ein Bild zu machen.

Hier finden Sie umfangreiche und weiterführende Informationen zum Thema Depression.

http://www.depressionen-depression.net/

http://www.kompetenznetz-depression.de/

http://www.buendnis-depression.de/index.php

http://www.deutsche-depressionshilfe.de/

Eine Empfehlung für ein Forum möchte ich nicht geben, dass ist viel zu individuell.

Alle im Buch enthaltenen Bilder sind von der Autorin extra für dieses Buch gezeichnet worden und sind auch Ihr geistiges Eigentum.
Weitere Bilder sind unter anderem auf http://www.mygall.net/ unter Künstlersuche Birgit Oehmig zu finden.
Sowie weiterführende Informationen über die Autorin unter
http://www.vaermlandhof.com/